뇌 속에 담긴 신들의 **치유플랜,**
CST

뇌 속에 담긴 신들의 치유플랜, CST

ⓒ 정인수, 2023

개정판 1쇄 발행 2023년 5월 22일

지은이   정인수
펴낸이   이기봉
편집   좋은땅 편집팀
펴낸곳   도서출판 좋은땅
주소   서울특별시 마포구 양화로12길 26 지월드빌딩 (서교동 395-7)
전화   02)374-8616~7
팩스   02)374-8614
이메일   gworldbook@naver.com
홈페이지 www.g-world.co.kr

ISBN   979-11-388-1904-6 (03510)

뇌 속에 담긴 신들의

치유플랜,

CST

Craniosacral
Therapy

비디 정인수 ㅣ 칸 이도형 공저

좋은땅

아침 댓바람부터 한 통의 전화를 받았다.

"일반인용 책이라는 책이 너무 어려워요…. 이게 무슨 말인지 잘 모르겠는데…."

전화기 너머로 들려오는 중년 남성의 약간 노기 어린 음성으로 미루어 책을 보면서 실습을 해 볼 요량인데 책의 내용이 정확하게 이해가 되지 않는 모양이시다.

전화기를 통해 그 너머의 음성을 듣고 있으면서 내 머릿속에 떠오르는 생각이 있어, 그가 내게 따져 묻듯 질문을 던졌을 적에 나는 반문했다.

"CST 공부를 하신 적이 있으세요?"

했더니 한 번도 없다고 딱 잡아떼신다.

그의 설명으로 미루어 한 번도 CST를 접해본 적이 없으신 분이 스틸에 대한 이해나 CST에 대한 치유 매커니즘을 금방 책을 사셔서 읽어보는 중이라고 하기엔 이해도가 깊어 나는 솔직히 그의 말을 믿지 않았다.

"책을 통해 온전히 이해를 할 수 있다면 강의 같은 것도 필요 없을 겁니다. 책을 썼을 때는 일반인의 눈높이에 맞게 글을 써서 CST를 알리는 것이 목적이었고 CST가 무엇인지 알 것 같고 또 직접 배워 보고 싶다면 강의를 들을 수 있게 일반인 강좌도 만들어 놓았답니다! 책을 읽고도 정확하게 알기 힘든 것은 강의에 참가하셔서 들어보시는 것이 어떨지요?"

내 말에 그는 꼭 강의를 들어보겠다면서 전화를 끊으셨다.

그의 전화를 받고 난 후, 나는 잠시 골똘히 상념에 빠져들었다.

곧 나올 이 책을 생각하면서 적어도 이 책은 CST 전문가를 꿈꾸는 사람들을 위해 쓴 책이라 일반인용 책을 쓸 때 보다 마음 부담 없이 맘껏 쓸 수 있겠구나 했는데 1통의 전화로 그 생각이 싹 가시는 것이다.

무엇보다 책의 내용이 살아있는 게 중요하다. 정보를 전달하고 알리는 것도 중요하지만 책이 살아있지 않다면 그 정보와 알림의 역할을 얼마나 할 수 있을까.

하여 우리는 책을 전면적으로 개편하기로 하고 시간이 조금 더 들더라도 16년이라는 우리의 경험을 토대로 살아있는 생생한 책을 써보기로 하였다.

그렇다면 어디서부터 시작을 해야 할까.

2003년도에 쓰여진 이 책은 출판을 위해 이미 편집까지 끝낸 상태에서 우리의 교정을 기다리고 있던 차라 듬성듬성 책의 내용을 읽어 보니 안쓰럽기 그지없다.

CST에 대해 너무나 알리고 싶은 나머지 목에 잔뜩 힘이 들어가서 글색은 어색하기 그지 없고 여기 저기 이음새가 부족하여 한눈에 내용을 알기가 힘들다.

어느새 피어 오르는 마음 깊은 연민을 부여잡고 우리는 지금 시점에서부터 거슬러 2009년부터 2003년까지의 CST 흐름을 자연스럽게 따라가듯 나열해 보기로 하였다. 2009년 현재 시점에서 2003년을 지나 처음 CST를 시작했던 1995년까지 '거꾸로 가는 CST 여행'이 시작된다.

여행을 위해 책에 소개된 내용들을 천천히 안내해 보겠다.

그리고 한 가지 미리 알려 드릴 것은 때로는 '나' 혹은 '우리' '비디칸' 등으로 서술자의 명칭이 다소 바뀐다. 그저 모두 비디칸이다 생각하여 주시고 읽으시는데 혼란이 없으시길….

첫 CST 여행지로 책에 소개되어질 것은 당장 2009년 1월에 ICSB®가 인도에서 개최한 "CST 바이오다이나믹 트레이닝 세미나 5"이다. 이 트레이닝을 떠올리는 것만으로도 나는 다시 한 번 벅찬 기운을 느끼며 그 기운으로 글색이 충분히 생생해지고 탄력이 있어 독자들께서도 현재의 세계적인 CST 흐름에 대해 곧장 따라올 것이라 여겨진다.

거기에 새로운 개념으로 부상한 <CST 바이오다이나믹스>에 대한 간단하면서 핵심적인 내용의 소개는 더욱 진화된 CST의 세계로 독자들을 안내할 것이다.

CST 바이오다이나믹스에서 안내하는 초창기 발달 단계의 트라우마에 대한 깊은 관심은 그간 우리가 본의 아니게 가장 많은 임상 경험을 쌓게 된 자폐증과 발달 장애, 출생 트라우마, 태아 트라우마에 대해 새로운 시각을 부여해 주었다.

지금 생각해도 가슴 가득 차오르는 CST 바이오다이나믹스에 대한 고마움은 바이오다이나믹스 테크닉과 개념의 앎으로 우리는 아이들에게 10년이라는 세월을 업그레이드 할 수 있는 깊은 차원의 치유 상태로 안내할 수 있게 되었다는 점이다.

게다가 난공불락처럼 여겨지던 '뇌'로의 직접적인 접근이 가능해져 보다 빠르게 뇌의 안정을 도모할 수 있게 되었다. 그리하여 우리는 자폐증이나 발달 장애와 같은 다소 신경 거슬리고 왠지 우리 아이들을 폄하하는 듯한 뉘앙스를 가진 단어에서 벗어나 <깨어나는 아이 신드롬>이라는 새로운 단어를 붙였다.

그 이유는 매번 세션 때마다 우리는 아이들의 움츠리고 닫힌 신경 프로그램들이 깨어나 새롭게 신경 회로를 구성하며 잘못된 프로그램을 시정해 가는 것을 본다. 그리하여 때가 되면 모든 프로그램이 리셋이 되면서 완전히 새롭게 깨어난 하지만 본성을 간직한 진아의 모습으로 온전히 되돌아오는 것을 본다.

다음…. CST로 풀어보면 재미있는 우리들이 흔히 쓰는 표현에 대한 풀이로 독자들은 '아하'라는 감탄사가 나올 것이다. 더불어 CST를 통해 공통적으로 나타나는 긍정적인 효과에 대해서도 써 볼 요량이다.

CST의 치유 영역이 워낙 광범위하다 보니 전화 상담에서 이구동성으로 한결같이 물어보는 내용이 있다.

"○○○에 CST가 효과가 있나요?"

"○○○○○는 얼마나 받으면 나을 수 있을까요?"

그 질문에 대한 한결같은 우리의 대답을 책을 통해 공포(^^)하고자 한다.

그런 다음…. CST에 대한 다소 전문적인 내용들이 펼쳐진다. 이 내용들은 현대 의학이나 한의학 기타 다른 자연 치유 요법들과 견해가 다를 수 있다. 그리고 직접 해 보지 않은, 다시 말해 경험이 없는 경우 이해되기 어려운 부분도 있으니 일단은 CST에 대한 책의 전문적인 내용에 어떤 잣대로도 겨누지 말고 진정 열린 마음으로 가장 미시적인 우리 몸에 대한 치유 세계를 약간의 호기심으로 읽어보기 바란다.

또한 전문적인 테크닉들을 책을 통해 소개하는 이유는 독자들과 CST 정보를 공유하기 위함이며 이런 테크닉도 있구나 알았음 하는 바람에서다. 하여 책을 보고서 CST의 전문적인 테크닉을 정확하게 행할 수 있으리라 생각지 않는다. 정확하게 CST 테크닉을 배우기 위해서는 공인된 CST 티처의 지도하에 전문적으로 배워야 할 것이다.

아무리 책을 보고 비디오로 익혀도 직접 배우는 것보다 정확할까.

CST 테크닉 파트에 소개된 CST 테크닉은 우리가 교육하는 과정인 CST 전문가 입문 과정과 레벨1이 오브랩되는 내용들이다.

다시 한 번 당부하지만 전문가적인 스킬이니 만큼 직접 교육을 받지 않고서는 정확하게 배우기 어렵고 짐짓 대략적인 치유 기술로 손을 쓰는 것은 상대방에 대한 배려가 없음이니 부디 책을 통해 CST 치유 기술의 다양성에 대한 이해의 폭을 넓혔으면 하는 바람이다.

그럼에도 불구하고 책을 읽는 독자라면 누구나 직접 손으로 시행하고픈 욕망이 있음을 안다. 그 욕망이 욕심으로 이어지는 일이 없도록 상대방과 자신의 마음을 잘 알아차리기 바라며, 0% 부작용을 자랑하는 CST 조차도 제대로 배우지 않고 치유에 대한 욕심으로 터치한 손에는 그 자랑거리가 무색해지는 것을 그 동안 많이 보아왔다.

CST를 행하는 것은 눈에 보이지 않을 정도의 미세한 힘으로 우리의 가장 깊숙한 곳에 비밀스럽게 자리잡은 보드라운 치유의 빛, 뇌에 도달하는 것인 만큼…. 깃털처럼 가볍게 스며 들어가 부지불식간에 도달하여야 한다.

노력을 통해 무위에 도달한다고 했던가….
그 노력이 사라지는 날 무위와 나는 하나가 될 것이다.

| CONTENTS |

5 PART · CST 테크닉컬 파트

"

CST는 숨겨진 '건강의 힘'을 찾아내는 뛰어난 치유 기술이자

우리 몸속에 자연과 우주가 주는 빛의 에너지로

마음과 영혼을 조화롭게 이어주는 '치유 예술'이다.

"

CST 진화의
발자취를 따라서

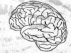

VIDHI & KHAN CST

눈으로 보듯이 감지합니다! 귀로 듣듯이 감지합니다!

CST 전문가 트레이닝 때 언제나 이 소리가 강의실에 울린다. 손으로 듣고 보아야 비로소 우리는 생명의 초기 단계에서 시작된 거대한 생명의 호흡 소리에 닿을 수 있다.

CST의 모든 치유 효과는 바로 생명이 만들어지는 소리를 보고 들을 수 있기 때문이다.

생명이 만들어지는 그 모양새를 보고 들음으로써 바로 잡아 곧은 생명력을 지키고 가꿀 수 있게 도와주는 심오한 일!

바로 지금 비디칸이 하고 있는 일이며 바로 지금 미래의 CST 전문가들이 해야 할 일들이다.

이제 우리는
바이오다이나믹 피플이다

· **2009년 크라니오 바이오다이나믹스 트레이닝을 끝내고**…

2009년 1월 인도에서 ICSB 주최

8년만인가 보다 인도로 다시 돌아간 것이….

세월이 꽤나 흘러서일까, 나는 높디 높은 나무숲을 지나 대리석 바닥의 차가움을 느끼는 중에 스쳐 지나가고 있는 보드레나를 알아차리지 못했다.

아트 데라피스트 트레이닝을 받고 있던 중이라 온통 물감으로 멋지게 페인팅이 된 로브를 입은데다 12월의 바싹 열이 오른 인도 태양열에 썬글라스를 쓴 탓인지도 모르겠다.

칸이 갑자기 몸을 돌려 "보드레나다!!!"라고 소리친다.

나도 반가운 마음에 급히 고개를 돌려 칸의 눈길이 향한 곳을 보니 숱이 많이 없어진 듯한 다갈색의 단발 머리에 보드레나라 하기엔 살이 많이 오른 통통한 중년 여인이 걸어가는 게 보인다.

나는 딱 잘라 말했다.

"보드레나 아니야…."

내가 아는 보드레나는 8년 전의 보드레나였음을 내가 알아차리지 못한 순간이었다. 칸은 답답하다는 듯 뛰어가 보드레나에게 인사를 한다. 돌아보는 통통한 중년 여인은…. 틀림없는 보드레나였다.

인도에 막 도착해서 더 부어 보이는 나의 선생님…. 세월의 흔적이 역력하다. 동양인들은 워낙 잘 늙지를 않은 탓에 서양인들의 노화에는 당황스럽다.

그렇게 8년 만에 만난 선생님 보드레나는 칸과 내가 언제나처럼 큰 돛을 달고 무한 에너지로 앞서 달려가고 있는 거대한 크라니오 필드를 펼쳐 보여주었다.

· "너희는 바이오메카닉 피플이잖아
  you, guys are bio-mechanic people"

2009년 1월에 시작된 크라니오바디오다이나믹스 트레이닝 첫날, 나와 칸을 그들은 이렇게 불렀다.

보드레나와 사전 인터뷰를 하면서 대략적인 상황에 대해서 들었지만 3년간 진행된 트레이닝의 맨 마지막 단계에 우리가 점프를 했다고는 생각지 못했다.

더 풀어 얘기하자면…. 보통 우리가 받았던 CST 전문가 트레이닝은 레벨1~레벨3까지를 1년 중 3개월간을 매일 매일 훈련을 받은 후 그 다음…. 인터뷰를 통해 레벨 업이 허락되면 나와 칸처럼 총 3년에서 5년에 걸쳐 레벨 전 과정을 수료하게 된다.

2009년 1월에 시작된 이 트레이닝은 3년 동안 세미나 1,2_1년 /세미나 3,4_1년/세미나5_1년 코스로 ICSB에서 진행된 처음이자 마지막 트레이닝 형태였다.

그 넓디 넓은 트레이닝 공간 속에 우리와 숨쉬고 있는 참가생과 어시스턴트들은 나와 칸을 제외하고 모두 3년간 진행된 트레이닝 코스에 동거동락 해 온 사이.

예사롭지 않은 그들 사이의 끈끈함이 이해될 만은 하지만 우리를 부르는 '바이오매카닉 피플'에 대해서는 트레이닝 초반 상당히 기분이 묘했다.

그들이 우리를 그렇게 부를 때 마다 풍겨져 나오는 미묘한 우월감과 뭐라고 딱히 집어서 말할 순 없지만 아래로 보는 듯한 뉘앙스 탓에 나는 1995년에 함께 트레이닝을 받았던 미국인 피묘즈를 붙잡아 묻지 않을 수가 없었다.

그는 이 트레이닝에서 3년째 어시스턴트로 활동 중이었다.

"헤이, 비디~ hey vidhi~"

안경 너머로 동양인의 눈동자처럼 보이는 다갈색이 장난끼를 뿜어내며 나의 부름에 응한다.

"왜 너희들은 우리를 크라니오매카닉 피플이라고 부르지?"

다짜고짜 이렇게 묻는 내게 그는 "그야 너희가 매카닉 피플이니까"라고 간단하게 답한다.

"매카닉 피플이 뭐냐고???"

난 답답한 나머지 좀 더 억양을 높혀 본다.

피쿄즈는 그제서야 정색을 하고서는

"지금 트레이닝 방식을 크라니오바이오다이나믹이라고 부른다면 예전에 그러니까… 기계적인 교정 방식을 배운 우리 때처럼 1995년이었던가… 그 때 배운 방식을 바이오매카닉이라고 부르지. 바이오다이나믹스로 완전히 바뀐 게 2005년부터니까 그 이전에 배운 전문가들을 당연히 매카닉 피플이라고 하지!"

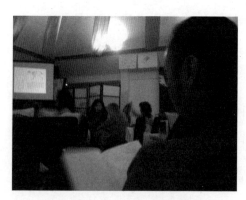

〈 프레젠테이션에 참가한 칸의 모습 〉

칸과 내가 트레이닝에 마지막으로 참가했던 2002년도에 우리는 이미 중간 방식의 바이오다이나믹스를 익힌 탓에 그들의 용어가 전혀 낯설지가 않았음에도 불구하고 그들은 마치 보드레나가 그들에게 3년간 걸어놓은 주문에라도 걸린 것처럼 우리들의 포지션을 전혀 바꾸어 줄 생각이 없어 보인다.

오케이….

그리하여 우리는 백조 속에 우연찮게 끼인 오리 새끼 2마리처럼 1주일 정도는 몹시도 어색한 분위기 속에 물 위의 기름마냥 겉돌았다. 다행히 보드레나와 카비가 보내 주는 무한한 서포트의 기운으로 우리는 동양인 특유의 무심한 표정으로 상황에 적응해 보려 고요히 마음을 다져야 했다.

트레이닝 초반에는 무지막지하게 뼈를 비튼다는 유언비어에 3년간이나 속아온 그들은 무지막지한 '바이오매카닉 피플'인 우리와 세션 파트너조차 되기를 꺼려했다.

하지만 어쩔 수 없이 파트너가 되어 exchange session을 하고 나면 한결같이 이렇게 말한다.

"와~ 터치가 굉장히 부드럽고 안정적이네… 나는 네가 매카닉 피플이라…. 아주 강할 줄 알았지…."

그렇다면 그것은 CST가 아니지….

해 봤어? 안 해 봤음 말들을 말아야줘….

한국 TV에서 본 개그 콘서트의 '달인'에 나온 대사가 저절로 나오는 순간이었다.

· 날벼락 같은 논문 준비

트레이닝이 시작된 첫날부터 참가자들과 인턴, 어시스턴트 등으로 쭉 편이 갈렸다.

참가자들은 보드레나가 맡아서 동그랗게 원을 만들어서 앉게 했고 인턴과 어시스턴트 그룹은 카비와 아가타가 맡아서 우리 참가자들보다는 더욱 긴밀한 연대감으로 서로에게 연결되었다.

첫날이라 각 국에서 온 참가자들의 영어 엑센트에 익숙하지 않아 통역하기가 만만치 않은데다 내용이 사뭇 익숙치 않아서 처음에는 무슨 내용을 토론하는지 감이 잡히지 않았다.

결국 보드레나에게 슬쩍 무슨 내용에 대해서 참가자들이 발표를 하느냐 물었더니 참가자들은 지난 해부터 협회에 제출할 '논문'을 준비하고 있는데 논문 주제와 제목을 정해서 발표하는 거란다.

논문이라….

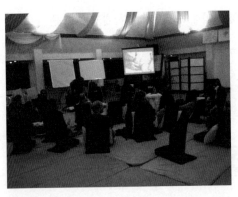

< 논문에 대한 간단한 프레젠테이션을 진행 중 >

칸과 나는 논문 발표 대상에서 제외됨으로써 처음으로 참가자들의 진한 관심을 받았다.

<TMJ와 CST와의 관계><제왕절개를 통해 태어난 아이들의 출생 트라우마 해소와 CST><CST와 사회 심리학적 상관 관계> 등 제

법 굵직굵직한 제목들이 발표되었다.

논문은 비단 참가자들 뿐만 아니라 인턴, 어시스턴트들에게 해당이 되었는데 참가자들이나 인턴, 어시스턴트들이나 논문에 대한 스트레스는 트레이닝 내내 논문 열외 대상이 된 우리들에게 쏟아졌다, 언제나 부럽다는 말과 더불어….

하지만 이 논문은 BCST 소속을 위해 절대적으로 필요한 것이어서 결국 칸과 나도 논문을 쓰기로 결정하게 되었다.

이미 ICSB 소속이긴 하지만 유럽에서도 이름나 있는 크라니오 바이오다이나믹스 7개 학교의 연합인 BCST에 소속된다는 것은 CST 마스터로서 큰 영광이며 자긍심이 될 듯 하였다.

게다가 논문을 쓰는 것 자체가 우리에겐 좋은 공부가 될 것이기에….

첫날부터 시작된 논문 쇼크는 트레이닝 마지막 주엔 점입가경이었다. 그 이야기는 시간선의 진행상 나중으로 미뤄야겠다.

· 익스체인지 세션을 위한 살콤달콤 복막전

몸을 터치하는 사이는 말을 많이 하지 않아도 저절로 마음의 문이 열리는 법이다.

다소 타이트한 일정 속에서 이론 공부하랴, 실습하랴 다들 한결같은 리듬 속으로 몸과 마음을 던져놓고 나니 그제서야 하나의 팀으로 녹아들어 가는 듯 했다.

트레이닝 초반에는 다들 오랜만에 만나서인지 칸이나 나는 익스체인지 세션을 할 때 거의 그들의 선택을 받지 못했다.

그나마 칸은 참가자였기 때문에 파트너가 없는 경운 보드레나나 어시스턴트들이 자발적으로 파트너를 찾을 수 있도록 도와주었지만 나는 통역가로서 참가했기 때문에 늘 어시스턴트나 인턴들과 익스체인지 세션을 했다.

나로서는 더없는 영광이었다.

하지만 이런 좋은 시기도 얼마 가지 못했다.

언제부턴가 너나 할 것 없이 Exchange session을 하기 전에 파트너를 사전 예약하는 붐이 조용히 일어났다.

참가자들 사이에서 벌어지는 암묵적인 파트너 섭외전은 살콤달콤 살벌하게 진행되었다.

다들 고요히 움직이면서 조용히 다가와 속삭인다.

"오늘 나랑 익스체인지 세션 할래?"

조금이라도 늦어지면 파트너를 찾을 수 없기 때문에 참가자들의 눈치 작전은 실로 코믹하면서 살 떨리게 하는 전율을 가져다 주었다.

그 섭외전에서 단연 으뜸은 칸이었다.

동양인 특유의 곧은 자세와 꿋꿋함 그리고 여성스러운 부드러움….

보드레나는 그런 칸의 모습을 '대
나무' 같다고 표현했다.

수십 개의 세션 테이블이 그 넓
은 나로빠2을 채우고 나면, 모든
공간의 에너지들이 바이오다이나
믹스 필드에 걸맞게 변형되기 시
작한다.

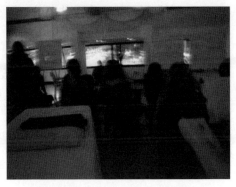

〈 티타임을 마치고 다시 공부에 열중 〉

그 곳에서 유난히 꼿꼿하게 자세를 유지하는 칸은 언제나 눈에 띄
는 존재였다.

나는 이미 협회 소속 프랙티셔너임에도 불구하고 참가자들에게 칸
의 "통역자"이자 와이프 그리고 거의 개인 비서와 같은 인물로 인식됨
으로써 많은 간택을 받지는 못했지만 까다로워서 어떤 참가자들도 파
트너가 되기 싫어 하는 요주의 인물, 가슴 깊이 남모를 상처를 간직한
일본 여인 아미나를 만족시킬 수 있는 유일한 인물이기도 했다.

그녀는 언제나 익스체인지 세션을 하는 파트너에게 잔소리를 하거나
세션 내내 이래라 저래라 하면서 파트너의 신경을 곤두세우게 만들었
다. 그러니 참가자들 대부분은 그녀를 피하기 위해 가능한 한 빨리 파
트너 섭외에 나섰다.

그런 그녀도 나를 만나면 잠을 잔다.

잔소리도 없고 편안하게 잘 쉬는 그녀는 세션 후에 언제나 내게 이렇
게 말했다.

"역시 난 동양인 손이 좋아…."

참가한 어시스턴트들도 무늬만 어시스턴트였지 실제로 이 트레이닝의 모든 내용을 새로 배우는 중이었다.

트레이닝 초반 어시스턴트들과 파트너가 되었다고 좋아했던 내가 마음을 돌리게 된 것도 그들의 부적절하면서 불안정한 터치 때문이었다.

바이오다이나믹적인 터치라 무척 가볍고 부드러웠지만 어시스턴트들이 아직은 전문가로서 훈련이 덜 되었던 탓인지 너무 부드럽게 터치하려다 보니 손을 덜덜덜 떠는 것이다.

내가 파트너를 잘못 만났나 보다라고 여겼던 내 느낌은 다른 어시스턴트 그리고 참가자들과 세션을 해 보고 나서는 그들의 공통적인 특징이라는 것을 알아차렸다.

어시스턴트든 참가자든 아직은 연습 중이라 손 떨리는 것을 스스로 자제하기가 힘들어 보여서 어떤 요청도 하지 않았다.

그러니 칸과 나의 터치가 얼마나 안정적이었겠는가, 그들에게….

트레이닝 중반으로 넘어갈수록 우리들 모두는 보다 안정되고 편안해져 갔다.

세션을 받을 때마다 그 전엔 한 번도 경험해 본 적이 없는 깊고도 깊은 스틸 상태를 경험하거나 내 자신이 완전히 우주 속으로 사라진 듯한 느낌으로 진정 이것이 바이오다이나믹스의 정수구나 하면서 트레이닝 초반 그들이 보여준 우월감에 짐짓 동의를 하게 되었다.

바이오매카닉적인 방식은 손이 의도를 갖고 그림을 그린 것이었다.

하지만 바이오다이나믹스는 어떠한가….

마치 붓이 가는 대로 손이 그저 따라만 갈 뿐….

그림은 어느 순간 완성되어 그린 자가 그 그림을 보고 감탄하는 형국이랄까.

손과 붓은 있으나 그리는 자는 그저 그것을 바라만 볼 뿐 손이 붓을 쥐고 어떤 방향으로 나아가든, 어떤 모양을 그리든 무심으로 앉아 있다.

세션이 끝나고 나면 의례 쉐어링 시간을 갖는다.

나와 칸은 나름 그간 우리가 진화시켜 온 평가법으로 파트너의 몸에 대한 섬세한 표현을 하곤 하는데 우리들 파트너들의 대부분은 그저 "전류가 많이 방출되더라, 빛이 많이 보이더라, 주변이 환해지는 것 같더라, 몸이 알아서 다 치유할 것이다"라는 대답으로 일관하였다.

그리고 우리들의 표현을 들으면서 '어떻게 그렇게 상세히 알 수 있지?'라고 묻곤 했다.

나는 처음에 그들의 표현 자체가 몹시도 생소한데다 트레이닝 끝날 때까지 한결같은 대답이라 아직 그들이 많은 연습이 필요하구나라고 어림짐작하였다.

시간이 지나면 우리처럼 평가를 잘 하겠지하고 기대하면서….

하지만…. 바이오다이나믹스 컨셉은 "평가"를 하지 않는 것이 그 나름의 방식이었다.

평가가 없다면 고객들에게 그들의 몸 상태에 대해서 어떻게 설명을 할까, 내심 궁금했다. 그저 당신의 몸이 알아서 다 치유합니다라고 바이오다이나믹스 방식대로 말을 한다면 그걸 듣고 몇 명의 고객이 수긍을 하며 세션 비용을 지불하고 자신의 몸을 맡길까….

이런 나의 의문은 멀지 않아 그룹 내에 뜨거운 감자로 대 토론이 벌어지게 되었다.

● 내겐 너무나 애매한 바이오다이나믹스

트레이닝 초반에 우리는 서로를 위한 "buddy system짝시스템"을 만들었다. 보통 2사람이 한 짝이 되는데 우리의 버디는 캐나다인 시타르타였다. 버디가 되면 아침에 서로의 존재를 확인하고 혹시라도 결석을 하게 되면 찾아가 캐어를 해 주는 서로를 챙겨주는 관계라 생각하면 되겠다.

시타르타….

약간 늙은 브래드 피트처럼 생긴 그는 몹시도 섬세하고 유약하여 그룹 쉐어링 도중에 울기도 하는 등 동양인으로써는 함께 공명하기 어려운 감성대를 소유한 금발머리 아저씨였다.

게다가 같은 아파트에 살아 칸과 익스체인지 세션을 하곤 했는데,

그런 그가 보드레나와 카비, 아가타까지 3명의 리더들이 모인 어느 날, 그 예의 심각한 표정으로 자신의 고민을 그룹 쉐어링에서 말하기 시작했다.

"나는 지금 걱정입니다. 이제 3년간의 공부가 끝나가고 있고 곧 캐나다로 돌아가야 하는데…. 캐나다에서 크라니오 작업을 어떤 방식으로 해야 될지 모르겠어요…. 캐나다에 있는 부모님께(아버지가 의사이시다) 크라니오 세션을 해 준 적이 있어요…. 아버지께서는 하시는 말씀이 이걸로 돈 벌어 살 수 있겠냐고 하시는거에요…."

동양이나 서양이나 부모님들께서는 언제나 자식들이 어떻게 돈을 벌어 먹고 살 것인가에 관심이 많구나를 그의 말을 통해 새삼 느끼게 되었다.

그의 말인 즉슨, 크라니오 바이오다이나믹 방식으로 세션을 하고 돈을 벌 수 있을지에 대한 불안과 두려움이 많아 앞으로 캐나다로 돌아갈 생각만 하면 스트레스를 받는다는 것이다.

그의 말이 끝나자 마자 여기 저기서 한마디씩들 한다.

요약해 보면 크라니오 바이오다이나믹 방식은 인체 시스템에 대한 평가를 하지 않고 세션 후 공통적으로 "몸이 알아서 치유를 합니다."로 대답을 하다 보니 고객과의 신뢰감이 형성되지 않고 심지어는 고객이 "그렇다면 왜 내가 돈을 내야 하느냐, 내 몸이 다 알아서 치유를 하는데…" 하면서 따지고 들더란다.

과연 그 말도 맞구나….

우리가 경험해 보지 못한 고민들이 이 곳에서는 벌어지고 있다.

게다가 고객들에게 평가를 하지 않다보니 고객들이 오늘 세션을 무엇을 했냐고 물어보면 그들은 한결같이 "제가 한 것은 하나도 없습니다. 저는 그냥 지켜보고 있었습니다"라고 답한다.

자연스럽게 고객들은 아무것도 하지 않았다고 말하는 크라니오 전문가한테 돈 주고 싶은 마음이 싹 가시는 것이다. 시타르타는 이런 문제점을 지적하면서 점점 흥분해 갔다.

그룹 내 여기 저기서 3명의 리더들에게 해결책을 이야기 해 보라며 소란스러워지기 시작했다. 카비가 나름 그들의 질문에 답변을 들고 호소를 해 보지만 은유법을 많이 쓰는 카비의 호소는 그리 어필되지 않았다.

보드레나와 아가타도 난감한지 그리 총명한 대답을 내지 못한다. 그룹 내에서 여기 저기 옥신각신이 벌어지고 있는데 갑자기 칸이 손을 번쩍 든다!

칸이 손을 들면 언제나 카비는 온 얼굴에 웃음꽃을 피우며 반색을 한다. 평소에 워낙 말이 없던 칸께서 이런 소란스러운 와중에 한 말씀 하시겠다니 다들 입을 다물었다.

"1시간 동안 아무것도 하지 않고 앉아 있는 것은 대단한 일입니다…."

천천히 한국말로 말하는 칸의 말을 내가 즉석에서 통역했다.

"우리는 돈을 더 받아야 합니다…."

이 말에 갑자기 다들 웃기 시작했다.

"누가 1시간씩 아무것도 하지 않고 가만히 앉아 곁에 있을 수 있습니까? 우리 크라니오 피플 외엔 그렇게 할 수 있는 사람이 없습니다. 그렇게 어려운 일을 하고 있는 우리들에게 고객들은 더 많은 돈을 지불해야 합니다!"

갑자기 박수 소리가 터져 나왔다.

카비의 얼굴이 환하게 밝아지면 "맞아요, 우리는 돈을 더 받아야 돼요." 라며 맞장구 친다.

어찌되었건 칸의 정중하면서 힘있는 목소리에 다들 압도되면서 우리에겐 너무나 애매해서 신비로운 크라니오 바이오다이나믹에 대한 현실적 문제는 일단락되는 듯 보였다.

· 졸업을 위한 필살기, 필기 시험!

트레이닝 후반에 접어들자 참가자들은 논문 발표일 때문에 호들갑스럽게 바빠지기 시작했다. 논문에 대한 압박이 없는 칸과 나만이 유유자적 트레이닝 중에 일어나는 모든 상황들을 즐길 수 있었다.

이번 트레이닝에서 아쉬웠던 점은 다른 때 보다 실습을 많이 하지 않

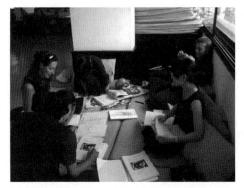

는다는 점이다.

새로운 이론에 대해 오전, 오후로 프로젝트를 통해 늘상 공부를 하다 보니 어느 순간에는 지겹다는 느낌까지 올라왔다.

그럼에도 불구하고 나의 지겨움이 순식간에 사라지게 된 엄청난 일이 기다리고 있었으니 "바로 '졸

업 시험' 이었다."

〈 필기 시험을 대비한 스터디 그룹, 영국인 비트마야, 대만인 아비티와 닐람, 이탈리아인 요코 그리고 칸 〉

참가자들이 늘 익스체인지 세션이 끝나거나 내가 바이오다이나믹 컨셉의 개념에 대해 물어보면, 아직 자신은 "졸업"을 하지 않아서 잘 모른다고 말하거나 아직 "졸업"을 하지 않아서 자신은 전문가가 아니다라고 말하는 것이다.

졸업이라….

보통 트레이닝이 끝나면 수료 Certification이라는 단어를 쓰지 졸업 graduation이라는 단어는 잘 사용하지 않는다.

하지만 그들은 언제나 졸업, Graduation이라 말하는 것이 아닌가.

나는 전문가 즉 수료자가 아닌 협회가 인증하는 전문가 Practitioner가 되기 위해 50개의 세션 문서와 3번의 테스트 세션을 통과했을 뿐 필기 시험을 치른 적은 없었다.

그렇다면 논문 발표하고 제출하고 나면 졸업이 되는 게 아닌가?

나는 이 물음표를 트레이닝이 끝나는 마지막 주까지 달고 가다가 드디어 마침표를 찍게 되었다.

시험을 본단다…. 그것도 필기 시험을….

물론 시험을 본다는 것은 트레이닝 첫날부터 일정 발표 때 들었던 얘기긴 하지만 내 머릿속에는 '설마 진지하게 대입 시험 보듯 필기 시험을 치를까'했었다.

하지만 그랬다.

3년간 공부한 모든 CST 워커북을 총망라하는 대입에 가까운 시험을 3시간에 걸쳐 보았으며 문제만 해도 450개가 되었다.

주관식 16개와 나머진 정답이 몇 개가 있는 멀티플 객관식….

멀티플 문제는 정답을 맞히면 +가 되지만 오답을 체크하면 바로 마이너스가 되는 무시 무시한 채점 방식으로 참가자들은 모르면 아예 답을 하지 말라고 조언을 하기도 했다.

나는 어줍잖은 내 자신의 판단에 한 방 크게 맞으면서 그들이 3년간 준비한 필기 시험을 5일 동안 끝내야 하는 끔찍한 사태를 맞이하게 되었는데….

웰링톤 뉴스(칸과 내가 인도 푸나에서 거주했던 수영장이 딸린 아파트, 이 곳은 봄베이의 여배우가 사는 곳으로 유명하다)의 하얀 대리석 바닥에 대리석으로 만든 책상에 양반다리를 하고 앉아 내 앞에 놓인 현실을 바라보았다.

공부를 할 워커북도 없다.

물론 참가자들에게 빌릴 수도 있었지만 다들 공부하느라 빌려주기를 싫어 내 요청을 정중히 거절했다.

물론 있다손 치더라도 5일 동안 5권의 두꺼운 워커북을 섭렵한다는 것은 가당찮은 일! 결국 나는 5일간 3년을 맞먹을 수 있는 효율적인 공부를 하기 위해 워커북 1~4권을 과감히 포기했다.

오픈북이라 워커북을 몽땅 갖고 있는 것이 유리하겠지만 워커북을 다 공부할 수 있는 입장이 아닌지라 과감히 포기하고 아가타가 필기 시험을 위해 리뷰 한 것들을 중점으로 내 나름대로 카테고리를 정해 일일이 노트북을 만들기 시작했다.

오랜만이었다….

대입 이 후 이렇게 열심히 공부해 보기는….

한국에서 강의 위해 해부학 공부나 원서를 공부하기는 하지만 시험을 위해 기를 쓰며 공부하진 않았다. 오픈북이니만큼 외울 필요는 없다. 그저 나온 문제의 답이 있는 노트가 정확하게 있는 위치를 아는 것이 관건이다.

나는 5일 동안 아가타가 예상 문제처럼 우리에게 3일간 집요하게 질문한 내용들 관련 자료들을 일목요연하게 카테고리화를 한 후 필기 시험 하루 전 날 완전히 마무리하였다.

시험 보기 하루 전에는 편안한 마음으로 쉬고 싶어서….

그 다음은 하늘의 뜻이다.

시험 당일…. 다들 약간씩 상기된 표정이다.

우리들의 버디, 시타르타는 금방이라도 울음을 터뜨릴 것만 같다.

돈 크라이 시타르타….

참가자, 인턴, 어시스턴트들, 헬퍼 들을 포함 30여명 이상이 시험을 치른 것 같다.

각자 원하는 세션 테이블에 맘껏 자료들을 펼쳐 놓고 시험지를 기다리고 있는데 그 순간이 어찌나 짜릿하고 흥분되든지….

오픈북이긴 하지만 해부학 책이나 일반 서적 등은 가져올 수 없다. 협회에서 내 준 워커북과 우리가 직접 쓴 노트만이 허용되었다. 시험보는 공간을 쭉 훑어보니 다들 워커북 5권에다 노트들이 쌓여있다.

우리는 달랑 한 권의 노트만 놓여 있다. 시험지를 돌리던 보드레나가 우리 쪽으로 다가온다. 시험지 2개를 내밀다 노트 한 권만 놓여있는 걸 보구선 '괜찮냐'고 묻는다.

Of course!

책 많다고 시험 잘 보는 것은 아니니까….

시험지를 받자 마자 나는 질문에 답이 기다리고 있는 내 노트을 재빠르게 찾아내어 영어로 답을 적기 시작했다.

2문제를 빼고선 대부분 다 공부한 내용이었고 노트가 답을 가지고 있는 것들이었다. 칸과 나는 1시간 정도 시험을 본 후 시험지를 제출하고 나왔다. 아직도 시험을 보고 있는 많은 응시생들을 향해 환한 웃음을 지으면서….

보드레나도 생각보다 시험을 빨리 치른 우리가 대견스러웠는지 근심 어린 표정을 거둔다. 오후에 성적이 발표되었다. 전원 100점 만점에 평균 89점인가, 잘 기억이 안 나지만 그간 치른 시험 중에 평균이 가장 높았다고 한다.

전원 합격!

우리는 모두 함성을 질렀다. 인간은 이런 과정을 겪으면서 가슴 깊이 뭔가를 발견하게 되나 보다. 이 때 내가 느낀 감정은 쾌감과 환희였다.

시험이 끝나면서 자연스럽게 트레이닝도 마무리를 향해 치달았다.

· 바이오다이나믹스라는 거대한 우주에 손을 담그다

너무나 자연스럽게 순식간에 목적지에 도착하는 타임머신을 탄 듯한 느낌! 생각할 겨를도 없이 이루어진 빛 여행….

이것이 트레이닝 동안 느낀 바 이오다이나믹스에 대한 인상이다.

전문가의 의도를 거의 0%까지 끌어내린 바이오다이나믹적인 접근법과 보드레나가 출생 트라우마와 태아 트라우마에 관심이 많은 칸과 나를 위해 특별히 3일간 진행해 준 강의 덕분에 트레이닝 마지

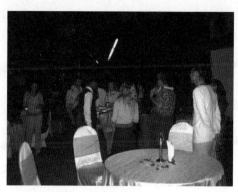

〈 졸업 파티 인도 푸나의 큰 이탈리안 레스토랑을 통째로 빌렸다 〉

막 즈음에 나는 천군만마를 얻은 듯한 충만감이 들었다.

트레이닝 초기만 해도 바이오다이나믹스를 3년째 하고 있다는 어시스턴트들의 덜덜 떠는 손 덕분에 다이나믹스 방식이 그리 신통치 않게 여겨졌었는데….

트레이닝 마지막 단계에 이르러서는 나 또한 열렬한 신봉자가 되어 있음을 보게 되었다. 경험이 나를 그렇게 이끌었으니 이 경험을 한국에서 공유하게 될 것이다.

장미꽃 내음 가득한 수료식에서 그렇게 6주간을 살을 맞대며 같은 필드에서 공명하던 공명장이 서서히 거두어지고 있었다. 짜이와 어우러진 달작지근한 초코 케익들이 우리들 사이를 떠돌며 작별 인사를 나누고 언제 다시 보게 될 지 모를 크라니오 피플들은 이별이라는 단계를 자연스럽게 받아들이며 모두 내게 환하게 웃어 주었다.

마치 거대한 우주장에 진정한 이별은 있을 수 없다는 듯 그리고 우리는 이미 하나라는 듯….

● CST 바이오매카닉에서 CST 바이오다이나믹스까지

… 두개천골요법과 두개정골요법

언제였는지 정확하게 기억은 나지 않지만 2000년도 전후에 닥터 업레저의 공동 저서 <두개골 치료법Craniosacral Therapy 1, 2>이 한국판으로 번역되어 판매되었다.

지금처럼 건강 실용 서적에서 쉽게 찾아볼 수 있는 책은 아니었고 의료 서적 파트를 우연찮게 지나가다 발견했는데 원서로는 이미 95년 트레이닝 때 구면이 있는 반가운 책이었다.

해부학적 내용이 풍부해서 우리처럼 일반인들이 읽기엔 다소 난해했지만 CST 전문가라면 도전해 볼 만한 책이었다. 두개천골요법에 관심을 보였던 어떤 한의사 분께 책을 빌려드렸더니 몇 일도 안되 우리에게 다시 건네면서 하시는 말씀이,

"이렇게 어려운 책을 어떻게 읽으라고 주신 거에요~"

라며 볼멘 소리를 한 기억이 난다.

책의 내용을 읽다 보니 책 곳곳에서 번역이 잘못 되었는지 내가 트레

이닝 받았던 내용과 다소 거리가 멀거나 전혀 다른 내용도 보였다.

번역하신 분이 적어도 두개천골요법 훈련을 제대로 받은 이는 아닌 가 보다라고 생각을 했는데 곧 책이 절판되어 보이질 않더니 최근 다시 면면을 볼 수 있게 된 반가운 책이다. 이처럼 한국에서 가장 먼저 소개 된 CST의 대표적인 인물은 바로 CST의 창시자, 닥터 업레저다.

CST의 역사적 배경을 쭉 따라가다 보면 CST가 닥터 업레저가 어 느 날 갑자기 영감을 얻어 불꽃처럼 탄생된 매우 새로운 데라피라기보 단…. 두개정골요법의 테크닉을 대부분 발췌한 두개정골요법의 일반인 버전이라고 보면 되겠다.

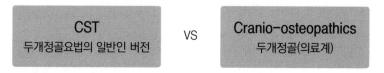

여러분의 이해를 돕기 위해 간단하게 표를 뒷 공간에 만들어 보았 다. CST의 역사적 배경을 한 눈에 들어올 것이다.

신경외과의사이자 두개정골요법가인 업레저 박사가 CST를 창시하게 된 배경에는 우리가 <깨어나는 아이 신드롬>이라는 이름을 붙인 특별 한 아이들 즉, 자폐증, 발달 장애를 가진 아이들에게 약물 스트레스 없 이 증상을 호전시킬 수 있는 방법이라 확신했기 때문이다.

아이들과 가장 근접하게 있는 사람이 누굴까…. 바로 특수 아동 교 사나 어머니다.

업레저 박사는 특수 아동 교사나 어머니들을 훈련시키기 위해 자신이 훈련 받은 두개정골요법을 해부학에 대한 기본적 수준만 유지하고 일반인들에게 적합하게 테크닉을 간편화시켰다. 결국 CST의 모든 테크닉은 두개정골요법에서 태어났다고 해도 과언이 아닌데 그래서일까,

CST가 창시된 초창기 때는 의료인이 아닌 일반인이 두개정골요법의 손기술을 쓰는 것에 대해 두개정골 전문가들(의료인)의 반대 여론도 높았고 몹시 회의적이었다고 한다.

그럼에도 불구하고 CST가 지금까지 승승장구할 수 있었던 것은 바로 기적적인 '치유 임상 결과' 때문이었다.

일반인들이 의료인 못지 않게 두개정골요법의 섬세한 손기술을 해부학에 대한 낮은 이해도에도 불구하고 좋은 결과를 이끌어냄으로 해서 결국 인정을 받게 된 것이다. 이것은 곧 손 쓰는 기술은 복잡하고 심도 깊은 해부학까지 꽤 차지 않아도 '훈련'을 통해 충분히 습득 가능하다는 말이다. 물론 해부학적인 이해가 깊을수록 CST 테크닉을 수행하는 데 도움이 되는 것은 틀림 없는 사실이다.

업레저 박사의 CST가 하나의 큰 기둥을 형성할 때 즈음, CST 필드에는 내재되어있던 거대한 힘이 서서히 모습을 드러내기 시작하였다.

바로 생명의 호흡(Breath of life)이라는 개념을 전면에 내세운 "셔덜랜드 방식의 CST"였다. 셔덜랜드 방식의 CST를 교육하는 곳은 대부분 의사나 간호사를 대상으로 한다.

우리가 이 방식을 처음 접한 것은 바로 2000년도였는데 두개정골요법의 창시자답게 그 내용의 깊이가 업레저 방식과는 비교가 되지 않을 정도였다.

우리는 비로서 업레저를 거쳐, 물을 거슬러 올라가는 연어처럼 CST의 진원지에 도달한 것이다. 셔덜랜드 방식의 CST가 거대한 대양이라면 업레저 방식의 CST는 그 대양의 표면을 노니는 파도와 같다. 셔덜랜드 방식의 CST는 크라니오 바이오다이나믹스(무위적 교정법)으로….

업레저 방식의 CST는 크라니오 바이오매카닉(기계적 교정법)적이다. 이것은 마치 어머니와 자식과도 같다. 셔덜랜드라는 어머니가 자애롭고 무위적인 방식 크라니오 바이오다이나믹스로 출산한 업레저라는 아들은 강하고 직접적이라 바이오매카닉적이다.

이제 우리는 표면적인 대양의 파도를 바라볼 것이 아니라 시야를 넓혀 대양 전체를 바라보아야 할 때다.

아무것도 할 것은 없다. 그저 무심으로 바라볼 뿐….

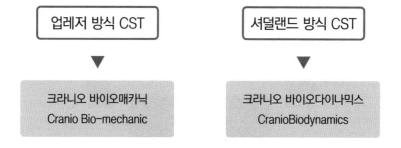

업레저 방식 CST	셔덜랜드 방식 CST
▼	▼
크라니오 바이오매카닉 Cranio Bio-mechanic	크라니오 바이오다이나믹스 CranioBiodynamics

CST의 역사

| 닥터 앤드류 테일러 스틸 (1828-1917) | "신체의 구조적인 틀에서 운동의 제한이 생기면 체액의 흐름이 막혀 건강을 유지하는 필수 성분의 공급이 어려워짐을 알게 된다" |

정골학 Osteopathics의 창시자

| 닥터 윌리암 셔덜랜드 | .... | 닥터 마구운 |

두개정골요법
Cranio-Osteopathy의 창시자

▼

| 닥터 롤린 베커 | 닥터 셔덜랜드의 제자로 셔덜랜드의 업적을 이론적으로 확립, 새로운 용어 창출. |

▼

| 제임스 젤러스 |

| 프랭클린 실 |

* CST 창시자.두개정골요법가

| 마이클 컨 | 닥터 존 업레저 |
| 셔덜랜드 방식 | 업레저 방식 |

비디칸 CST

● 한국의 CST 현주소 : 10 스텝과 기계적 교정법의 한계

아카데미로 걸려온 한 통의 상담 전화를 무심히 받았다.

상담 내용인 즉슨, 아내가 몸이 좋지 않아 아는 지인의 소개로 집으로 CST 전문가가 와서 3시간 정도 CST 세션을 했는데 하고 나서 아내의 정신 상태가 이상해졌다는 것이다.

"그렇다면 세션을 하신 전문가에게 먼저 알려야 하지 않을까요?"

라고 물었더니 당연히 세션을 한 전문가에게 전화를 걸어 알렸지만 전문가는 책임을 회피하는 말을 내뱉고서는 연락두절 상태란다. 안타까운 사연을 들으면서 가슴 속에서 차가운 불꽃이 이는 것을 본다.

이 때가 2005년이었던 것 같다. 이런 종류의 전화를 받은 것이 그 때가 처음은 아니다. 어디서 무엇을 배웠는지도 모르는 자들이 스스로 CST 전문가라 자칭하며 저질러진 일련의 일들은 한국의 CST 필드를 무책임하게 어지럽히고 있었고 그럼에도 불구하고 그것에 대한 자각이 없는 것인지 위와 비슷한 사례는 매년 지속적으로 아카데미로 전해져 왔다.

어떤 이는 이런 현실을 우리가 바로 잡아야 한다면서 나서 주기를 원했고 또 어떤 이는 이런 일의 원인이 된 모 선생을 탓하고 핏대를 세우기도 했지만 대중이 진짜 보석을 찾아낼 눈을 가지지 못한다면 아무리 진위를 가리고 질서를 바로잡으려 해도 그 목적에 도달하지 못할 것이었다.

한국에서 이런 일은 비일비재하다. 비단 어디 한국뿐이겠는가….

유럽에서도 사이비 CST 전문가들로 인해 골치가 아픈 것은 이미 알려진 사실! 그렇다면 부작용 0%를 자랑하는 CST가 이토록 골치 아픈 일들을 만들어내는 이유가 무엇일까…. 그것은 한국 펼쳐져 있는 전반적인 CST 수준을 살펴보면 답은 금방 나온다.

CST를 가르친다는 사이트를 들어가 보면 혹은 CST 전문가로 활동하고 있는 전문가들이 배웠다는 커리큘럼을 보면 대부분 업레저 방식의 "10 스텝 프로토콜" 일색이다. 전문가 코스 레벨1도 아니고 입문 코스도 아닌 "10 스텝 프로토콜"이라….

자, 그럼 여기서 "10 스텝 프로토콜"이 무엇인지 짚어 보고 이것이 어떻게 한국의 CST 수준을 반영하는지 살펴보자!

… 10 스텝 프로토콜(10 Steps protocol)

프로토콜이라는 단어를 사전상에서 찾아보면 아래와 같이 정의된다.

> "컴퓨터 과학에서 컴퓨터 같은 전자 기기들 사이에 데이터를 효율적으로 전달하기 위한 규칙이나 절차를 모아놓은 통신상의 규칙과 약속. 컴퓨터들 간의 정보 교환을 위해서는, 어떻게 정보를 구조화하고 각…"

간단하게 이해하면 "일의 효율성을 높이기 위해 규칙이나 약속"을 정한 일정한 형태를 말한다.

돈 코헨(D.C)이 저술한 "두개천골요법 소개An Introduction to craniosacral therapy"에서는 10 스텝 프로토콜을 이렇게 설명하고 있다.

"10 스텝 프로토콜은 업레저 박사가 구성한 형태로 그 목적은 CST 기본을 교육하기 위함이다. 이 방식은 CST의 많은 영역을 커버할 수 있으며 효과적이면서 기본적인 시술 절차라……. 당신의 스킬이 충분히 발달하면 10 스텝 프로토콜 방식은 저절로 떨어져 나갈 것이다. 대신 보다 직관적이고 형태가 정해지지 않은 방식을 취하게 된다…."

책에 소개된 10 스텝 프로토콜은 아래와 같다.

10 STEP PROTOCOL

1. Still point induction
2. Transverse diaphragm
    A. Pelvic diaphragm release
    B. Thoracic diaphragm release
    C. Thoracic inlet release
    D. Occipital decompression and dural tube traction
3. Frontal lift
4. Paretal lift
5. Temporal earpull

6. Temporal rock

7. Sphenoid lift

8. Mandibular Decompression

9. Sacral decompression and dural tube traction

10. Still point induction

10 단계로 시행되는 이 프로토콜 안에는 적어도 15개의 기본적인 CST 스킬이 들어간다.

나 또한 1995년에 참가한 CST 전문가 트레이닝 코스에서 레벨1이 끝날 즈음 10 프로토콜 대로 연습을 한 적이 있다. CST의 포지션을 익히는데 실용적이었기 때문에 트레이닝에서 실시한 것으로 기억된다. 3분마다 위치를 바꾸어야 했기 때문에 운동성 감지보단 정확한 포지션과 접촉법에 더 신경을 썼던 것 같다. 15개 스킬을 3분 동안 접촉하면 45분의 시간이 소요되고 거기다 이동하는 시간, 앉는 시간까지 합하면 얼추 1시간이 걸린다.

우리가 훈련 받았던 CST 전체 세션은 길어야 75분~90분 정도였기 때문에 당시 CST 초심자로서 10 스텝 프로토콜 연습을 위한 시간으로 1시간이면 벅찰 정도였다.

그 이 후로 10 스텝 프로토콜을 해 본 적이 없는데 한국에서는 유독 10 스텝이 대세다.

··· 기계적인 접촉(Palpation)단계

더욱 흥미로운 점은, 고객의 개인적 특질과는 상관없이 두통에도 10 스텝, 요통에도 10 스텝, 류머티스 관절염에도 10 스텝, 어떤 증상에도 모조리 간편하게 10 스텝을 시행하는 것이다.

10 스텝 프로토콜의 기본은 접촉Palpation이다. 접촉을 통해 감지가 일어나고 감지력이 발달되면 저절로 10 스텝 프로토콜은 돈 코헨 D.C의 말처럼 자연스럽게 떨어져 나간다. 여기서 우리는 바로 한국의 CST 수준을 간파할 수 있다.

10 스텝 프로토콜을 익힌 지 몇 해가 지나도 여전히 다양한 고객에게 한결같이 10 스텝 프로토콜을 시행하고 있는 기본 단계, 바로 한국의 CST 수준이다.

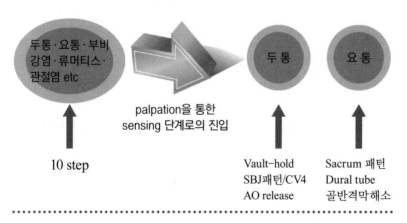

두통·요통·부비 강염·류머티스· 관절염 etc	palpation을 통한 sensing 단계로의 진입	두통	요통
10 step		Vault-hold SBJ패턴/CV4 AO release	Sacrum 패턴 Dural tube 골반격막해소

〈 다양한 증상에 같은 패턴의 스킬 적용 〉   〈 증상마다 다르게 적용되는 CST 스킬 〉

이것은 한국에서 CST 전문가로 활동하는 이들이 아직도 고객에게 접촉(Palpation) 연습만 할 뿐 그것을 넘어 '감지(Sensing)' 단계로 업그레이드 되지 못했다는 것을 의미한다.

하여 성장되지 않은 CST 전문가들의 획일적인 CST의 시행이 0% 부작용이라는 CST 신화에 먹칠을 하는 형국이 된 것이다.

CST 전문가라 자처하는 이들이 고객을 대상으로 아직도 손만 대고 있는 어이없는 일이 지금 한국에서는 당당히 실현되고 있다.

● 10 스텝 프로토콜을 넘어 '감지' 단계로 성장하기

그럼에도 불구하고 일정선에서 치유과정이 진행되고 좋은 임상 결과를 축적하게 되다 보니 10 스텝의 기세는 아직도 누그러지지 않고 있다. 몸은 따듯한 손만 닿아도 낫는다. 할머니 손이 괜히 약손이겠는가….

그럼에도 불구하고 스킬이 필요한 것은 몸이 스스로 치유를 행하지 못하는 영역을 도와주기 위함이다. 그것이 우리 치유가들이 해야할 일!

CST 테크닉의 핵심인 운동성 감지를 할 수 있다면 CST 전문가는 금방이라도 눈치를 챌 것이다. 10 스텝 그 이상의 것이 필요하다고….

몸과 조금이라도 소통이 일어나면 알게 될 것이다. 이젠 내게 맞는 특별한 것을 해 달라고….

자연 치유 요법은 기성복이 아니다. 몸을 읽어 그 몸에 맞는 옷을 입혀야 한다. CST로 몸에 맞는 옷을 찾아내려면 두개천골 운동성을 감지해야 한다. 하지만 아직도 운동성을 감지 못함에 틀림이 없는 한국 대다수의 CST 전문가들은 그저 10 스텝만 시행하면 고객들은 치유될 것이라는 신념으로 정해진 수순을 밟아가고 있지만 한국의 CST 수준은 언제부턴가 눈높이가 달라진 고객들의 의식 성장으로 우리가 2003년부터 한국에 펼쳐놓은 CST 필드 영역 속으로 들어오기 시작했다.

이제 그들은 우리에게 묻는다.

업레저 방식과 셔덜랜드 방식이 무엇이 다르냐고….
10 스텝은 전문가 코스 중 어떤 단계에 해당이 되냐고….
바이오매카닉은 뭐고 다이나믹스는 무엇이냐고….

이제 한국도 10 스텝이라는 단조로운 접촉 단계에서 벗어나 몸과 소통할 수 있는 CST 전문가를 수준 높게 제대로 훈련시켜야 할 때다. CST 전문가를 꿈꾸는 이들이라면 앞으로 우리가 펼쳐 놓을 무궁 무진한 CST 필드를 상상해도 좋을 것이다.

우리는 아직도 훈련시킨 CST 전문가들에게 10년을 더 가르칠 커리

큘럼을 머릿속에 가지고 있다.

이 보물들은 CST 전문가들이 때가 되면 스스로 봉인을 풀어 그들에게 갈 것이며 그들 속에서 성장하여 그들의 경험과 함께 확장되어 갈 것이다. 지금도 부드러운 나비의 날갯짓처럼 팔랑거리며 생명의 숨을 쉬고 있는 그 곳에서 크게 한 번 호흡을 해 보자!

● 비디칸의 CST 연금술 : 바이오다이나믹_매카닉

우리가 그 동안 밟아온 CST의 자취를 쭉 돌아보면 아래와 같은 시간상의 순서가 보인다.

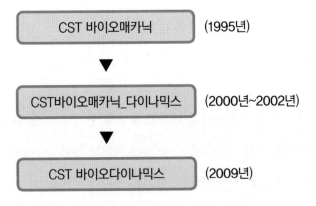

〈 비디칸이 훈련 받은 CST 방식의 시간적 흐름 〉

95년에 익힌 업레저 방식의 CST는 향후 5년간 CST 치유 경험을 쌓는데 많은 도움을 주었으나 기계적인 교정의 한계를 느끼며 부족한 뭔가를 찾아야만 할 것 같은 심한 갈증을 일으켰다.

게다가 같은 해 트레이닝을 받았던 SER이 한국인의 감성을 너무나 자극하여 마치 중독된 사람들처럼 내게 SER을 요청하는 통에 골머리가 아픈 적이 많았다.

신비로운 일은…. 심지어 내가 터치를 하기도 전에 고객 스스로 마치 신이라도 내린 것처럼 미친 듯이 발산해 버리는 일들까지 잦아서 SER 세션에서 "나는 무엇인가"를 골똘히 생각해야만 했다.

그리고 그것이 궁극의 치유로 도달하지 못한다는 내 나름의 경험을 통해 나는 99년 말에 SER에서 완전히 손을 떼었다.

SER에 관련된 이야기는 뒤에서 좀 더 언급할 것이다.

2000년도에 참가한 "CST 전문가 Gathering" 코스에서 한국에서 일으킨 갈증이 해소될 기미가 보였고 매카닉의 한계를 보다 폭넓게 확장시켜 준 것이 바로 2000년~2002년까지 훈련 받은 "CST 바이오다이나믹스"의 중간 형태인 "CST 바이오매카닉_다이나믹스"였다.

2009년, 완전한 모습의 CST 바이오다이나믹스를 210시간 훈련을 받고 나니 한 조각만 남긴 퍼즐의 마지막 장이 마치 헤드라이트를 받으며 슬로 모션으로 들어가는 느낌이었다.

오쇼 타롯 카드에 나오는 "완성 Completion"의 장면이 내 머릿속에 오롯이 떠오르는 것이 보인다.

… 다이나믹스와 매카닉을 위한 연금술

2009년 트레이닝을 끝나고 한국으로 귀국했을 때가 2월 말이었던 것 같다. 5개월간의 인도 생활로 심신이 지친데다 전에 없이 시차에 빨리 적응하지 못하는 우리를 보면서 적이 당황했던 기억이 난다. 작년 5월부터 새롭게 단장한 새 아카데미에서 세션을 시작했을 무렵, 우리는 완전히 바이오다이나믹스 방식에 몰입되었다.

늘 긴장하고 경계심을 품던 아이들이 순식간에 깊은 이완 상태로 들어가고 예측된 명현 현상이 더욱 부드러워져 쉽게 이겨내는가 하면, 1회 세션만으로도 전에 했던 3회 세션의 효과가 일어나는 것 같다는 피드백을 들을 수 있었다.

게다가 전에는 스틸 상태에 들어갈 때 계단식으로 의식이 서서히 떨어져 내렸는데 바이오다이나믹스 방식에서는 부지불식간에 의식이 사라져서 놀라왔다는 피드백도 있었다.

그 뿐인가…. 세션을 하는 전문가 당사자 또한 무심 상태에서 중심을 지키고 있으니 전에 없이 편안하고 아늑하여 세션을 하는 것이 아니라 오히려 받고 있는 듯한 느낌까지 가지게 된다.

확실한 것은 바이오다이나믹스 방식은 고객은 물론 전문가까지 같은 치유 필드에서 함께 치유된다는 것이다.

이 매카니즘은 다음 장에서 다시 설명하겠다.

| CST 바이오매카닉_다이나믹스 | (2003년 3월 전문가 코스 시작) |

▼

| CST 바이오다이나믹스_매카닉 | (2009년 5월부터) |

〈 비디칸의 CST 전문가 훈련 방식의 변화 〉

CST 세션에서의 놀라운 임상 결과에도 불구하고 우리는 아카데미가 주최한 CST 전문가 코스에서는 바이오다이나믹스가 중심이면서 매카닉 방식을 저버리지 않는 바이오다이나믹스_매카닉 방식을 선택하였다.

올해 만났던 바이오다이나믹스 순수 혈통들이 보여준 혼란을 통해 긴 세월 동안 CST의 흔적을 천천히 따라온 우리들에게는, 그들이 감히 비하하지만 그 장점이 보이는 매카닉을 함께 선택함으로써 혼란은 줄이고 효율성을 높였다.

즉, 정확한 감지법으로 제대로 평가를 하면서 접촉 방식과 교정 방식은 바이오다이나믹스적으로 행하는 짓! 우리가 그 동안 CST를 행하여 오면서 고객들의 깊은 신뢰와 가족 같은 따뜻한 관계를 유지할 수 있었던 것은 바로, 비디칸 나름대로 발달시켜온 "CST 평가법"이었다.

몸을 제대로 파악할 수 있다면 제대로 쓸 수 있는 손기술이 나온다. 손기술을 적재적소에 사용할 수 있다면 많은 잔기술이 필요 없는 것이다.

이 경험은 바이오다이나믹스를 접하면서 그것의 철학과는 상관없이 우리 손에는 더 깊고 더 확장된 세계가 보였다.

이 세계의 기반은 바이오매카닉이었던 만큼 우리는 그 근간을 완전히 없애지 않고 그것을 기반으로 CST 초심자들을 바이오다이나믹스로 끌어올리려 한다.

바닥에 닿지 않은 상태로 붕 떠 있는 듯한 느낌의 바이오다이나믹스 방식을 보충하고 매카닉의 기계적인 교정법을 더욱 섬세한 감지법으로 보충을 하니 그 조화로움에 온 우주가 춤을 추는 것만 같다.

납과 구리를 금으로 바꾸기 위해 진중한 눈빛으로 그 화학적 과정을 지켜보는 연금술사처럼 우리는 금빛으로 환하게 빛날 우리의 진화된 CST를 기쁨으로 바라보고 있다. 살이 있는 것은 언제나 움직인다.

살아있는 생명체처럼 우리의 CST는 매년 변화무쌍하게 변하면서 진화해 나갈 것이다. 그 꽉 찬 생명의 필드 속으로 당신을 초대한다.

비디칸의 CST 전문가 트레이닝 때 뼈들을 통한 맹공

CST 전문가들은 뼈들과 친해져야 한다. 겉에 손을 대고 있지만 속을 들여다 보듯이 구조를 알아야 하기 때문이다.

그래서 전문가 훈련 코스에는 아카데미가 보유한 각종 다양한 뼈 모형들로 곧 CST 전문가가 되실 CST 초심자들에게 시각적 훈련은 물론 이미지 트레이닝 까지…

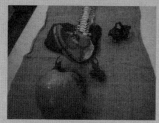 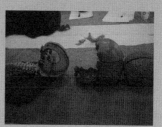

〈 두개골과 뇌막 그리고 뇌 모형 〉　　　〈 안면골, 측두골, 척추를 다른 각도에서 〉

눈으로 보듯이 감지합니다! 귀로 듣듯이 감지합니다!

CST 전문가 트레이닝 때 언제나 이 소리가 강의실에 울린다. 손으로 듣고 보아야 비로소 우리는 생명의 초기 단계에서 시작된 거대한 생명의 호흡 소리에 닿을 수 있다.

CST의 모든 치유 효과는 바로 생명이 만들어지는 소리를 보고 들을 수 있기 때문이다.

생명이 만들어지는 그 모양새를 보고 들음으로써 바로 잡아 곧은 생명력을 지키고 가꿀 수 있게 도와주는 심오한 일!

바로 지금 비디칸이 하고 있는 일이며 바로 지금 미래의 CST 전문가들이 해야 할 일들이다.

● 개성 있는 비디칸의 CST 전문가 프로그램

2009년 기준 현재까지 비디칸에서 바이오다이나믹_매카닉 방식으로 계발된 교육 프로그램만 벌써 7개가 된다. CST 전문가 입문 코스 / CST 전문가 오리지널 코스 레벨1 / 레벨2 / 레벨3 그리고 뇌진법 전문가 코스와 안면골 전문가 코스! 그리고 어드밴스 코스는 전문가 연합회에서 개최하는 2회의 세미나를 통해 지속적인 테크닉을 업그레이드 시키고 있다.

경험에서 나온 새로운 테크닉들이 매 트레이닝 때마다 소개되고 동양인에게 적합한 보다 편안하게 포지션을 계발하여 CST 전문가들의 건강을 알차게 챙겨주고 있다. 지금도 진화는 계속된다

● 교육도 받고 치유도 되고!

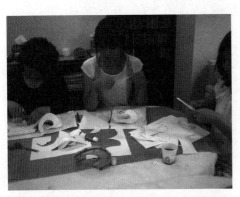

〈 뇌막 구조를 직접 만들어 보고 있는 교육생들 〉

한 번 해병은 영원한 해병!

비디칸 CST 교육은 같은 해병대 출신도 아닌데 동일한 정신 공감대를 형성하고 있는 것 같다. 비디칸 교육! 한 번 들으면,영원히 계속 들을 수 있다. 그것도 무료로!

이런 시스템을 운영하게 된 것

은 CST는 세계적으로도 진화하지만 우리 안에서 계속해서 성장하고 있기 때문이다. 가르치고 싶은 것이 계속 새롭게 태어나고 있으니 어찌 가르치고 싶지 않겠는가!

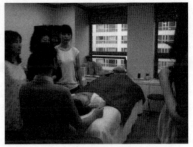

〈 뇌막 구조를 직접 만들어 보고 있는 교육생들 〉

한 번 들었다고 모든 것을 깨치기는 쉽지 않다. 우리는 매 트레이닝 때 마다 강의 내용을 새롭게 업그레이드를 해서 다시 참가하는 수료생들에게 새로운 것을 배우는 재미를 준다.

어시스턴트라는 이름을 단 수료생들은 매 트레이닝 때 마다 반복적으로 학습하고 실습하고(때로는 실습을 못할 때도 있다) 새롭게 배운다. 그리고 그들의 경험을 지금 트레이닝에 참가한 교육생들에게 나눠 준다. 선배로서…

그날 배운 교육 내용 중 CST 테크닉들은 2회 실습을 통해 연습을 하게 된다. 자신의 손으로 직접 실습을 해 보고 또 자신의 몸으로 세션을

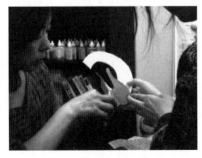

〈 어시스턴트로 7번 참가하신 세란 선생님 께서 참가자를 도와주는 모습 〉

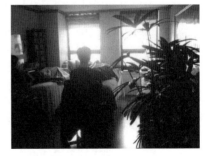

〈 고요한 공간에 고요한 실습 시간 〉

받아봐야 CST가 무슨 맛인지 깨치게 된다.

세션을 오전, 오후 2번을 받으니 먼 지방에서 오시는 분들도 오는 것이 불편하지 않단다. 세션을 받으면서 충분히 쉴 수 있으니까…

세션을 주고받다 보면 전문가로서의 입장과 고객으로서의 입장 모두를 이해하게 된다. 세션을 주는 것도 큰 공부지만 받아 보는 것도 중요한 공부다. 배울 것이 많다. 그래서 비디칸 교육에는 실습이 중요할 수 밖에 없으며 결국 바디워커는 몸을 통해서만 배울 수 있다.

몸을 통해 배우고 몸을 통해 치유도 경험하고…

경험이 우리를 이끌도록 온 마음을 다하여 열어보자, CST의 세계!

● SER과 Dialoging & Imaging….
그리고 Communication with Quantum body

업레저 박사가 디자인한 CST 기법으로 가장 대표적이며 독창적인 것이 SER 기법이다. SER을 풀어 보면 Somato-Emotional Release이며 한국에는 "체성 감성 풀기" 기법으로 잘 알려져 있다. 감정을 쉽게 표현하지 못하는 한국인들에게 이 기법은 묵은 감정의 찌꺼기도 찾아 시원하게 표출하게 해 주는 신기한 기법으로 매력적으로 다가온 듯 하다.

SER에 대한 내용은 1997년 비디의 첫 저서인 <발을 만지는 여자>에서 부록처럼 소개되었다. 두개천골요법이라는 생소한 이름으로 저자가 경험했던 트레이닝 내용을 섬세하게 서술했던 기억이 나는데, 지금도 그 책을 읽은 독자라며 전화를 걸어오시는 걸 보면 인상이 강렬했던 모양이다.

1998년 한국에 아카데미를 개원했을 때만 해도 SER 기법을 사용함으로써 다양한 고객들께서 치유 효과를 톡톡히 보았으나 2000년부터 SER 기법을 더 이상 사용하지 않게 되었다.

SER에 대한 회의는 ICSB 협회에서도 마찬가지였는지 SER 전문가 훈련 코스를 이미 수료한 전문가들에게 더 이상 SER을 사용하지 말 것을 요청했다.

나는 이미 내 경험이 제시한 대로 SER을 더 이상 하지 않았던 터라 그 요청을 기꺼이 받아들였다. SER는 카타르시스에 불과하며 치유에 이르지 못하고 습관적으로 사용, 남용하게 됨으로써 신경계를 더욱 흥분시키는 결과를 가져왔다는 것이 유럽 협회들에 한결같이 보고된 SER의 결과였다.

내 경험 또한 그것을 말해 주었기 때문에 나는 SER을 포기하고 ICSB에서 SER의 업그레이드 버전으로 내 놓은 "Dialoging & Imaging" 트레이닝에 2000년도에 참가, 한결 부드럽고 섬세한 "버벌 커뮤니케이션verbal communication" 스킬을 익히게 되었다.

덕분에 어떤 쇼크와 기억을 세션 중에 내 고객이 맞이하더라도 몸을 덜덜 떨거나 울고 불고, 불필요하게 소리를 지르지 않아도 고요함 중에 언어를 통해 신경계를 안정시키며 부드럽게 쇼크와 기억이 몸에서 해소될 수 있도록 도와줄 수 있게 되었다. 이 방식은 SER에 비하면 귀족이다.

여기서, 많은 분들의 관심 속에 있는 SER의 정체가 무엇이며, "Dialoging & Imaging"과는 어떻게 다른지 내 경험과 훈련 받음을 바탕으로 살펴보도록 하자.

굳이 이 공간을 마련한 이유는 SER에 대한 앎 없이 맹신하고 있거나 SER 세션 이 후 여전히 쇼크 상태에 있거나 다시 재쇼크를 경험한 이들에게 조금이라도 내 경험을 나누기 위함이다. 글을 읽고 제대로 이해하면 다시는 같은 일을 겪지 않을 뿐더러 분별력이 생길 수 있다.

⋯ SER, 몸의 언어를 혀의 언어로 풀어내기

SER 트레이닝에서 우리가 훈련 받은 대표적인 기법은 "Unwinding" 기법과 "언어적 대화 기법verbal communication"이다.

이 두 가지를 중점적으로 익히는 이유는, 몸이 갖고 있는 감정, 쇼크, 기억들을 풀어내기 위함이며 그것을 풀어내는 방식을 "언어"로 사용하기 때문이다.

즉, 언와인딩 기법을 통해 몸이 갖고 있는 해소되지 않는 기억, 감정, 쇼크들이 표현될 때 전문가가 '언어'를 통해 기억이 무엇인지, 어디서부터 오는 것인지, 무엇 때문에 오는지 인식하는 단계로 고객을 이끌어가야 한다.

인식 단계로 가기 위해서는 전문가의 노련한 스킬이 필요한데 목소리나 억양만 달라져도 고객은 쉽게 재쇼크 상태로 들어갈 수 있다. 그래서 SER은 폭탄을 다루듯 노련하게 그리고 섬세하고 부드러워야 한다.

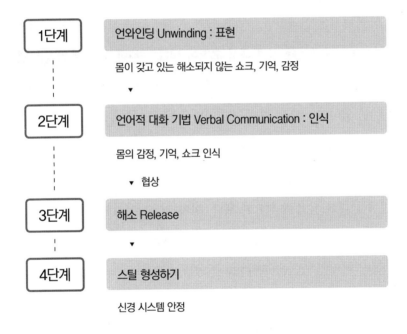

1단계인 Unwinding 기법에서 전문가는 고객과의 사전 인터뷰를 통해 몸에서 특별히 불편한 곳을 찾아 가장 풀고 싶은 곳을 정한다. 다음, 고객이 지정한 인체의 부위에 접촉을 한 후 언와인딩을 시도한다.

언와인딩이라고 하는 것은 몸이 쇼크나 나쁜 기억, 감정이 쌓일 때 자연스럽게 수축이 심하게 일어난 곳으로 수축이 일어난 곳은 감겨있는 형태 즉, 와인딩이 현상이 일어난다.

감겨져 있는 형태 winding를 그 반대의 방향으로 풀어내는 기법이 unwinding으로 신체에 가만히 접촉을 하고 있으면 몸이 알려 주는 방향을 손으로 감지해서 직관적으로 그리고 즉각적으로 움직여가야 한다.

한국에서는 언와인딩 기법을 잘못 이해했는지 전문가들이 고객의 몸을 슬슬 흔들거나 떨게 해서 고객이 뭐라도 해야 하는 분위기를 연출, 결국 뭔가가 일어나게 만드는 해프닝들이 많이 일어나고 있다.

이런 일이 일어나는 것은 SER 기법을 제대로 교육받지 않고 비디오나 책을 통해 익혔기 때문이리라.

2단계인 "인식"에서는 그야말로 SER의 하이라이트라고 할 수 있는 '언어적 대화 기법'이 필요한 때다. 버벌 커뮤니케이션을 제대로 훈련받지 못한 전문가가 SER을 시행한다면 SER은 아무 의미가 없다.

몸이 아무리 감정을 표현하고 기억을 떠올려도 그것을 고객의 의식창에 안전하게 인식시키지 않으면 몸은 인식 단계를 거치지 못해 계속해서 언와인딩을 반복적으로 시도하게 된다. 이 시도가 제대로 일어나지 않으면 몸은 다시 같은 쇼크 상태를 경험하게 된다.

하여 2단계의 "인식"은 SER에서 반드시 거쳐야 할 수순이다.

3단계인 "협상"에서도 마찬가지로 버벌 커뮤니케이션이 요구된다.

협상 단계는 '인식' 단계의 연속선이다.

인식이 이루어졌다가도 갑자기 변덕을 부리며 회피하기도 하고 다시 두려운 감정에 휩싸이기도 하기에 '협상' 단계를 통해 천천히, 그리고 부드럽게 인식 단계로 고객을 안내해 가야 한다.

언와인딩 기법으로 몸이 세션 테이블에 편하게 뉘어져 있을 때도 있지만 어떤 경운 옆으로도 또 어떤 경우는 다리만 위로 올라가 있는 포지션을 취하기도 하며 양 팔로 얼굴을 감싸기도 한다.

이 때 전문가가 인식 단계를 돕기 위해 고객과의 대화를 시도할 때 사용하는 단어, 억양, 목소리 톤, 말의 속도 등이 큰 영향을 미친다.

하여 이 단계도 많은 연습이 필요하다.

4단계는 스틸을 형성함으로써 시스템을 안정시키는 것이다.

언와인딩을 하고 전문가가 물어보는 다양한 질문에 대답도 해야 하고 인식도 해야 하고 바라보아야 하고…. 그야말로 고객은 SER을 한 후에 큰 카타르시스만큼이나 힘들다. 다소 흥분되어 있을 법한 신경계를 스틸 상태를 통해 충분히 안정시켜야 한다.

이 단계가 끝나면 SER 세션은 마무리된다.

1회 SER 세션만으로도 오랫동안 몸에 기억되어있던 감정과 기억들이 해소된다면 더 이상의 SER은 필요하지 않다.

하지만 몸의 기억은 우리의 무의식 층과 깊이 연결되어 있다 보니 고객 자신의 의지와는 상관없는 일들이 일어날 수 있으므로 전문가의 숙련된 안내가 필요하다.

SER 세션을 통해 쉽게 체성 감성이 해소되기 어려운 경우는 SER을 계속하기 보담 일반적이 CST 세션을 통해 먼저 신경계를 안정시키는 것이 우선이다.

다음 다시 SER을 시도해야 한다.

우리가 SER을 결정적으로 놓아 버리게 된 계기를 짧게 요약하면, 빈번하게도 고객들께서 SER을 치유를 위한 하나의 과정으로 여기지 않고 하나의 특별한 공연처럼 그 전에는 한 번도 경험해 보지 못한 인생의 한 부분처럼 즐기기 시작한 점이다.

해소가 되면 더 이상의 SER은 필요치 않음에도 불구하고 마치 강력한 조미료에 미각을 송두리째 뺏긴 이들 마냥 습관처럼 SER을 원하는 것이다.

숙련된 CST 전문가라면 그리고 CST를 통해 치유의 매카니즘을 제대로 이해하고 있는 전문가라면 고객들을 잘 이해시키고 설득하여 SER이 더 이상 필요치 않음을 알려야 한다.

하지만 우리는 그것에 실패했고 결국 우리가 SER을 놓아주었다….

● SER 비하인드 스토리

… 어이쿠, 웬수 같은 SER아

95년에 훈련 받았던 SER은 서양인이든 동양인이든 자신의 속내를 표현하기 어렵기 마찬가지였든지 운동장처럼 넓은 트레이닝 그룹 룸이 순식간에 아수라장이 될 만큼 폭발적인 감정적 카타르시스를 일구어 냈었다.

처음에는 나도 그 물결에 과감히 뛰어들었고 내가 겪었던 원인을 알 수 없는 공포와 슬픔의 근원을 찾아 엄마의 자궁 속에서 다시 태어나는 '재탄생Rebirth'까지 경험했다.

그 진한 경험 속에서 나의 공포와 슬픔의 진원지가 바로 20세 때 나를 몰고 갔던 '죽음'이었던 것을 알아차렸고 '죽음'에 대한 나의 태도를 바꾸는 큰 변화를 가져왔다.

2주 정도 진행된 'SER' 트레이닝은 시간이 지날수록 더 이상 접촉되지 않는 감정과의 접촉을 강요하는 것처럼 느껴지기 시작했다. 그러다 보니 4명이 한 팀을 이루어서 행하는 멀티플 세션에서는 고객 1 사람을 향해 3명의 전문가들이 마치 감정의 폭발을 유도하듯 '그래. 바로 그거에요, 울음을 허락하세요, 놓아 버리세요.'라며 소리를 지르는 장면이 연출되었다.

세션 기버들이 고객들의 감정을 부추기는 상태에 이르러서야 그룹에서는 참가자 전원에게 자연스러운 해소가 일어날 수 있도록 전문가들이 안내를 해야 하며 카타르시스를 인위적으로 유도하지 말라는 요청을 하기 시작했다.

그 요청이 있은 지 얼마 되지 않아 3개월간 580시간 진행된 장정의 CST 트레이닝이 막을 내렸고….

1998년 한국에 아카데미를 개원하고 다시 인도로 돌아갔던 99년 말까지 나는, SER를 완전히 놓아 버릴 수밖에 없는 일련의 사건들을 맞이하게 된다.

특별히 SER 세션을 한 것은 아니었지만 감성이 섬세한 탓인지 고객 한 분께서는 세션 중, 자신의 무의식이 억눌러 왔던 기억 혹은 감정과의 부딪힘이 자주 일어나곤 했다.

나는 훈련 받았던 대로 고객의 신경계가 흥분하지 않도록 언어를 이용해서 고객이 감정과 기억을 객관적으로 바라보고 또 그것을 인식할 수 있도록 도왔다.

이 작업을 통해 고객께서는 그동안 스스로도 이해할 수 없었던 많은 일들의 원인을 알아차리신 듯 했고 그것으로 인해 오랜만에 깊은 이완 상태를 맞아 깊은 잠으로 빠져들었다.

하지만 일은 여기서 끝나지 않았다.

그녀는 매 세션 때마다, 처음에는 스틸 상태가 일어나면 몸을 흔들기 시작하더니 그 다음부터는 내가 손을 대기도 전에 세션 테이블에 누워 스스로 몸을 좌우로 흔들기 시작하는 형태를 보이기 시작하셨다.

Unwinding을 스스로 할 수 있는 경지에 오른 그녀 경우, 몸을 함께 지지할 수 있는 세션 기버가 몇 더 필요했지만 당장 전문가가 나뿐이었는지라 혼자서 고객의 몸에 일어난 'unwinding' 상태를 따라갈 수밖에 없었다.

언와인딩이라는 것은 몸의 티슈가 긴장이 풀리면서 원래 하고 싶었던 동작이 저절로 일어나는 것을 말하는데 SER 세션시 전문가는 고객의 몸을 지지하면서 그대로 따라가줘야 한다.

어떤 경우에도 다치지 않도록….

동시에 그 동작이 무엇을 의미하는지 '언어적 대화 기법 Verbal communication'을 지속적으로 시도해야 하는데 그녀는 자신의 몸이 무엇을 하고 있는지 어떤 상태인지를 정확하게 알고 있었다.

이미 그녀는 모든 것을 자각하고 인식하고 의식할 수 있는 단계였다.

그렇다면 이제 놓아 버리면 된다….

"놓아버림"

그것이 바로 SER의 궁극적인 목적이 아니든가!

하지만 그녀는 '놓아 버림'을 거부하였다.

울고 불고 분노하고 사시나무처럼 덜덜덜 떨어대고 그것이 무엇을 의미하는지 정확하게 인식하고 있음에도 그녀는 놓아 버림을 거부하고 즐기고 있었다….

그녀는 나의 의도와 설명 그리고 안내를 무시하고 끝도 없이 자신의 세계로 들어가고 싶어한다.

평상시 그녀가 속해 있는 세상과는 전혀 다른 곳으로….

그것은 더 이상 CST 세션이 아니었다.

그녀는 내가 접촉을 하지 않아도 혼자서 다 알아서 한다.

그러니 더 이상 내가 필요 없을 뿐더러 정도에서 벗어난 요법을 행하는 것이 용납되지 않았다. CST 전문가로서 자존심에 치명적인 타격을 안겨 준 그녀에게 나는 작별 인사를 고했고….

이 후 나는 세션 중에 SER이 필요하다고 판단되는 경우에만 고객에게 미리 SER이 어떤 세션인지 설명을 하고 이해를 구한 후 고객이 동의를 하면 SER 테크닉을 사용했다.

반응은 무척 좋았고 CST 초심자에 불과했던 당시의 나로서는 축적되는 경험에 몹시도 짜릿하였다. 하지만 그 시간도 오래가지 않아 나는 SER에 대한 깊은 성찰과 함께 '포기'라는 결단을 내리게 된 사건을 맞이하게 된다.

막 퇴근을 하고 지하철을 타기 위해 보도 블록을 걸어가고 있는 머리 뒤쪽에서 "선생님~ 비디 선생님~" 하고 부르는 소리가 들린다.

돌아보니 아카데미에서 함께 일하고 있는 선생님이시다.

막 뛰어오는 폼 새가 뭔가 큰일이라도 난 듯 하다.

아니나 다를까, 첫 마디가 "큰일 났어요!"다.

그 당시 우리 아카데미는 발반사요법을 전문으로 하는 곳이었기 때문에 나를 제외하고 다들 발반사요법 전문가들이었다.

손으로 발을 만지는데 무슨 큰 일이 날까….

선생님은 나를 빨리 아카데미로 가야 된다고 떠밀기 시작하는데 잔뜩 찌푸려진 그녀의 얼굴에서 심각함이 물씬 배어 나왔다.

아카데미로 가니 어떤 여자분의 원통한 곡성이 들린다.

사태가 심상치 않음을 파악한 나는 아카데미 문을 열고 들어가 울고 있는 여자분 옆에서 어쩔 줄 몰라 하는 전 선생님을 보았다.

무슨 일이냐고 눈짓으로 물으니….

SER을 하셨단다….

왜? 발반사요법을 받으러 오신 고객께 왜 느닷없이 SER을 했냐는 나의 질문에…. 우리 선생님께서는 고객도 원했고 선생님 자신도 자신이 있었다고 한다.

그 고객께서는 내게 몇 번 CST 세션을 받으신 적이 있으신데 SER 작업을 통해 많은 것을 풀어내셨던 분이시다.

하여 지금은 CST가 아니라 발반사요법으로 몸의 정화를 돕는 단계이신 듯 한데 어찌하여 오늘 밤에 두 분이 작당을 하셔서 일을 저질렀을까….

나는 일단 일을 수습하기 위해 곡성이 점차 높아지고 있는 세션룸으로 들어갔다.

사지를 트는 듯한 모양의 그녀에게 단호하게 물었다.

"○○○님 지금 어떤 상태인가요?"

그녀는 바로 내 목소리를 인식했다.

몹시 슬프고 원통하단다.

그렇겠지….

"○○○님, 자신의 몸을 의식해 보십시오, 천천히…. 먼저 자신의 발을 느껴봅니다…. 다리를 느껴 봅니다…."

나는 그녀가 자신의 육체를 인식함으로써 감정의 세계에서 현실로 돌아올 수 있도록 가이드하기 시작했다.

그녀는 폭발적인 감정의 세계에서 나의 이끌림대로 서서히 현실로 돌아왔다.

곡성이 흐느낌으로 바뀌었다.

나는 그제서야 그녀의 머리맡에 앉아 흥분할 때로 흥분한 신경계를 안정시킨 다음, 천천히 그녀와 '언어'를 통해 접촉을 시도했다.

"지금 몸 부위 중에서 어디가 가장 편안하게 느껴지세요."

그녀는 잠시 생각하더니 "배"라고 한다.

"편안하게 배를 의식해 보세요…. 호흡을 아랫배로 천천히 합니다…. 아까 제가 보았을 때 격렬하게 울고 계시던데요, 그 이유를 지금은 아세요?"

그녀는 아랫배를 의식한 상태에서 기억을 더듬는 듯 보인다.

그 기억이 무엇인지 묻자 그녀는 다시 그 과거의 기억 속으로 점프하려 했다.

"자, ○○○님, 편안하게 아랫배로 호흡하세요…. 호흡을 하시면서 그 기억을 마치 영화관에서 영화를 보듯 바라봅니다. 그저 제 3자가 된 기분으로 바라보세요…."

그녀가 내가 안내한 대로 다시 진정되면서 자신의 기억을 제 3자가 이야기를 들려주듯 말하기 시작했다.

"아, 그랬었군요…. 제가 그 때 그랬었군요…."

그녀는 드디어 인식을 시작했고 그것을 의식하게 되었다.

그 다음은 놓아 버리면 된다!

세션실에서 환한 얼굴로 나오는 나와 그녀를 보면서 마음이 한껏 졸았던 2 선생님들도 어깨가 펴지신다.

SER의 진정한 치유는 현재 시점에서 과거의 기억과 감정, 상처, 쇼크를 해소하는 것이지 과거로 돌아가서 그 상황을 다시 맞이하는 것이 아니다.

일은 내가 나서서 마무리하였지만 마음이 씁쓸하여 견딜 수가 없었다.

문 넘어 들으신 SER을 감히 고객에게 사용할 생각을 들게 한 것도 내 탓이었고, 그 마음을 품게 CST 기초 강좌를 가르친 것도 내 탓이었기에 나는 진정 홀가분한 마음으로 SER을 포기할 수 있었다.

어이쿠, 이 웬수 같은 SER아….

너의 시대는 갔구나….

● Dialoging & Imaging

SER을 놓고 나니 "Dialoging & Imaging" 기법이라는 새로운 세상이
나를 기다리고 있었다.

이 기법은 ICSB 협회가 제공하는 전문가 코스 레벨4 단계로서 통역
없이 참가자 스스로 모든 대화법을 영어로 수행해야 하는 통역 없는
유일한 프로그램이었다.

덕분에 처음으로 통역가가 없는, 영어로 완전히 소통이 가능한 세계
가 레벨4에 펼쳐졌다.

(언제나 트레이닝에는 각국의 통역가들이 참가자들과 함께 참석하
기 때문에 나름 소란스럽다)

통역 없이 레벨4 참가가 어려운 경우 협회에서는 NLP 프랙티셔너 수
료을 레벨4를 대체할 수 있는 프로그램으로 인정해 주기도 했는데, 물
론 그 다음… 터치를 통해 몸과 NLP로 대화를 할 수 있는지 테스트 세
션을 시행해야 하는 수순을 거쳤다.

> "다이아로깅 & 이매징" 기법은 SER의 한계를 넘어 고객이 안정된 시스
> 템 내에서 스스로 자신의 해소되지 않은-이것은 때로는 몹시도 형이상
> 학적 형태를 띄고 있어 고객이 의식 단계로 들어가기 까지 다양한 각도에
> 서의 시도와 접근이 필요하다-감정, 기억, 쇼크 등을 객관적으로 바라보
> 고 언어로 표현하고 의식하여 해소시키는 것이다.

SER의 목적과 전혀 다를 바 없지만 SER보다 훨씬 세련된 스킬을 갖고 있다.

SER을 잘못 훈련 받았거나 이해를 제대로 하지 못한 전문가들은 대부분 세션 중에 일어나는 체성 감성과의 접촉 시 고객을 객관적으로 바라볼 수 있도록 안정을 시키는 것이 아니라 대부분 부추기는 역할을 한다.

업레저 박사처럼 노련하게 고객을 다룰 수 있다면 SER은 큰 트라우마를 겪은 이들에겐 축복이다.

하지만…. 현실은 다르다.

… NLP기법을 통한 몸과의 대화

다이아로깅 & 이매징 트레이닝 초기 우리가 중점적으로 연습을 한 것은 우선 버벌 커뮤니케이션을 위한 "NLP"기법이었다.

"Neuro Linguistic Programming"의 약자인 NLP는 한국말로 풀면 "신경 언어 프로그래밍"이다. NLP는 1970년 중반 캘리포니아 대학 언어학 교수인 존 그린더John Grinder과 임상 심리학자이며 정보 통신 전문가인 리챠드 밴디에Richard Bandler에 의해 개발된 상담 심리 요법이다.

칸 선생님께서는 한국에서 이미 2분의 선생님들에게 NLP 프랙티셔너 교육을 수료하셨지만 그 수준 때문에 적이 실망한 듯 보였다.

나의 경우는, 언제나 CST 필드 속에서 NLP 기법을 익힌지라 정통적인 NLP 기법을 잘 모른다. 그럼에도 불구하고 칸의 경험이 나를 NLP 코스 참가를 막아 또다시 순수 혈통 NLP를 익히는데 그 목적을 달성하진 못했지만 여러분께 CST 필드에서 사용하는 NLP 기법을 소개하는 데는 충분하다고 여겨진다.

다이아로깅에서 사용하는 NLP 기법이 순수 NLP 기법과 다를 수밖에 없는 가장 치명적인 차이는….

"터치Touch다."

다이아로깅은 고객의 몸에 손을 접촉한 상태에서 NLP 기법을 사용하는 것이고 순수 NLP기법은 상담자와 내담자가 얼굴을 마주보고 신체에 어떤 접촉도 하지 않은 상태에서 NLP 기법을 사용하는 것이다.

그러다 보니 다이아로깅에서의 NLP 기법은 단호하면서도 몹시 부드럽고 섬세하며 자상하다.

순수 NLP 트레이닝을 받으신 전문가에게 경험 삼아 세션을 받아본 적이 있는데… 몹시 언짢고 충격적이었다. 따지듯이 그리고 조사하듯이 물어보는 뉘앙스와 엑센트… 마음이 문이 확 닫혔다.

손을 터치한 상태에서 따지듯이 그리고 조사하듯이 물어본다면 나처럼 기분이 상해 말조차 하고 싶지 않을 뿐더러 몸의 티슈들이 다시 수축하면서 얼어붙는다.

경험을 통해 그 차이점을 이해하고 나니 한결 편하게 다이아로깅에서 NLP 기법 사용이 수월해졌다.

… 말 한마디에 몸이 얼어붙는다

다이아로깅에서 가장 핵심은 '몸의 언어'를 손의 감지로 간파하는 것이다. 몸은 사용하는 단어 하나에도 민감하게 반응하며 설령 고객의 의식이 그것에 대해 어떤 부정적인 감정을 표현하지 않음에도 불구, 몸은 수축하거나 긴장하는 패턴을 보인다.

그래서 거짓말 탐지기나 오링 테스트 그리고 키네올로지와 같은 기법이 설득력을 얻지 않을까.

몸의 언어를 티슈의 운동성으로 감지하는 연습을 위해 우리는 파트너와 짝을 이루어 서로를 탐구하였다. 일단 서로 좋아하는 것과 싫어하는 것들을 쭉 나열한 리스트를 작성한다.

다음, 서로 시간이 가지며 파트너가 리스트에 올린 좋아하는 것과 싫어하는 것들을 몽땅 버무려 황당무계한 스토리를 만드는 것이다. 스토리가 대충 완성되면-때로는 너무 황당해서인지 이 연습을 하는 동안 트레이닝 곳곳에서 웃음이 터져 나왔다. -세션을 시작한다.

파트너가 원하는 몸의 부위에 접촉하고 준비가 되면 아까 완성한 "황당무계 스토리"를 천천히 나레이터하기 시작한다. 세션 기버는 스토리를 말하면서 동시에 손 밑으로 감지되는 티슈 운동성을 포착해야 한다. 흥미로웠던 것은 몸의 감정과 의식적 감정 사이에 측정할 수 없는 갭이 존재하는 것이었다.

"열 길 물 속은 알아도 한 길 사람 속은 모른다"라는 속담, 딱 맞았다….

분명 내가 나레이터한 단어는 파트너가 작성한 리스트 "싫은 것"에 있었는데 티슈가 의외의 반응을 보인다. 잔뜩 긴장하고 수축이 될 줄 알았더니 움직임이 강해지면서 오히려 더 리드믹컬해지는 것이다.

싫어하는 리스트 목록에 있는 다른 단어들과 달리 유독 독자적인 행보를 걷는 단어들의 존재! 이 단어들의 존재는 비단 우리 팀뿐만 아니라 다른 팀에서도 종종 발견되었으며 우리는 이 단어들의 존재가 몸과 의식의 이중적 언어 표현이라 이해했다. 이중적 언어에는 반드시 풍부한 스토리가 있다.

그 스토리가 비극적이든 극적이든 그것을 인식하고…. 현재 시점에서 의식하고…. 그리고 놓아 버리기. 그것이 다이아로깅이다.

모르면 이제부터 몸에게 물어보자.

… 리소스 : 고객의 몸과 마음을 안정시키는 요소

몸에게 '치유의 길'을 물어보는 과정에는 언제나 '사건'이 발생한다.

마음이 몸의 소리를 들으려 하지 않을 때…

떠올리기 싫은 기억과의 만남을 거부할 때…

쇼크 상태를 재 경험할 때…

언제나 몸 내부에서 혼란과 갈등이 폭발한다.

이것은 '혼란과 갈등' 단계로 곧 신경계를 흥분되고 흥분된 신경계는 감정적 폭발과 더불어 몸의 뒤틀림 현상을 일으킨다.

SER의 경우는 이런 일들이 비일비재하게 발생하고 있는데 이것을 '치유 과정'이라고 인식하는 오류를 범함으로써 고객들이 여전히 '혼란과 갈등' 단계를 벗어날 수가 없다.

다이아로깅 & 이매징 기법에서는 고객이 겪을 수 있는 '혼란과 갈등' 시기에 신경계의 흥분을 적정 상태 유지하면서 천천히 안정될 수 있도록 '리소스' 기법을 사용한다.

리소스 기법은 고객을 안정시킬 수 있는 '단어'들로 구성된다.

예를 들어 좋아하는 음악이라든가, 좋아하는 물건 그리고 생각만 해도 안정이 되는 색깔 기타 등등이 해당된다. 리소스가 되는 원천은 고객이 어떤 감각이 더 발달되었느냐에 따라 다양해진다.

전문가는 사전에 고객의 발달된 감각을 알아 세션 시 잘 활용해야 한다. 즉, 시각적으로 발달된 고객에서 리소스 기법을 사용한답시고 추억에 관련한 '향기'를 말하면 어떤 반응을 보이겠는가.

시각적으로 발달된 고객	▶ 붉은 장미, 붉은 노을, 푸른 바다, 파란 하늘
후각적으로 발달된 고객	▶ 향기로운 장미, 볶은 커피향, 밥 냄새
미각적으로 발달된 고객	▶ 달작지근한 꿀 맛, 고소한 땅콩
촉각적으로 발달된 고객	▶ 매끈한 느낌, 깃털처럼 보드라운 느낌

: 고객에 따라 적합한 감각적 리소를 사용해야 극적으로 흥분된 신경계에 적정 상태로 유지시키거나 안정시킬 수 있다.

단어 하나만으로도 극도로 흥분한 신경계가 안정 상태로 되돌아갈
수 있다는 것은 대단한 일이다.

윌리암 블레이크의 시가 생각이 난다.

한 알의 모래 속에서 우주를,

들꽃 속에서 천국을 보려거든,

그대 손바닥 속에서 무한을,

한 시간 속에서 영겁을 붙잡으라.

단어 하나에 한 인간의 역사가 보인다.

한 알의 모래 속에서 우주가 보이듯…

● 치유는 바로 여기, 현재 시점에서…

다이아로깅 & 이매징 기법에서 좀 더 심혈을 기울인 것은 바로 "현
재 인식"단계다. 해소되지 않은 기억, 감정, 쇼크, 상처의 치유는 바로
지금 여기, 현재 시점에서 일어나야 한다.

SER이 그저 카타르시스에 불과하다고 세계적 CST 협회들이 폄하를
할 수밖에 없었던 것은 임상적 결과가 그 첫 번째였고 두 번째는 방법

론이었다.

SER은 몸의 감정을 풀어내는 것에 급급한 탓에 신경계가 과도하게 흥분되는 것을 간과하였다. 몸의 감정들은 대부분 과거에서 기인하는 터라 기억을 쫓아 과거로 돌아가게 안내하였고 과거 시점에서 그 사건들을 다시 보게 한다.

물론 의도는 해소되지 않은 기억과 감정이 어떤 사건이나 일을 통해 발생했는지 그 원인을 찾기 위해서이다. 하지만 그 원인을 쫓아 다니느라 신경계에 과부화가 걸리는 것을 놓친다.

과부화가 걸린 불안정한 신경계는 현재 시점을 인식하기가 어렵다. 격렬한 감정과 불필요한 Unwinding이 발작처럼 일어난다. 결국 과거로 돌아가 과거의 기억을 보고 다시 쇼크를 받게 되는 것이다.

냄비가 끓어 넘치면 가스불을 꺼야 한다. 가스불은 끄지 않고 넘치는 냄비 뚜껑만 열었다 닫으면 결국 냄비는 타게 된다. 냄비가 새까맣게 타기 전에 다이아로깅 & 이매징이 불 끄기 작업을 시작해야 한다.

다이아로깅&이매징에서 제시한 불 끄기 작업의 메인은 "현재 인식"을 위한 작업이며 대부분 이매징 기법이 많이 사용된다. 다이아로깅이나 이매징 모두 공통적으로 '언어'를 사용하고 고객의 리소스를 최대한 활용한다.

리소스 기법으로 자칫 재쇼크 상태를 경험하고 있거나 극심한 두려움과 혼란 단계에 들어간 고객의 신경계를 적정 상태로 유지하거나 점차적으로 안정시킨 다음….

고객이 "지금 여기" 그리고 "현재"을 인식할 수 있는 다양한 리소스를 활용한다. 우리를 지금 여기에 있게 하는 가장 파워풀한 단어는…

"이름"이다.

그래서 CST 전문가는 고객의 이름을 반드시 알아야 한다. 이름을 아차 하고 깜빡 놓치는 순간, 최고의 타이밍에 고객을 현실로 돌아오게 하는 헤드라이트를 잃게 되는 것이다.

우리는 울고 불고 자지러지고 미친 듯이 발작하고 있어도 "○○○님" 하고 이름을 부르면 처음에는 못 들은 척 하다가 결국 "네~" 하고 고객이 답을 하는 경험을 수도 없이 하였다.

영화에서도 보면 사고를 당해 의식이 가물가물한 환자에게 구급 요원들이 앰뷸런스를 타고 계속해서 물어보는 장면을 볼 수 있다.

물론 사고를 당해 힘이 없는 당사자 입장에서는 귀찮을 수도 있지만 의식을 현재 여기로 돌아오게 하기 위한 구급요원들의 절절한 외침이다.

그들은 묻는다.

성함이 뭐냐, 어디 사느냐, 결혼은 했느냐, 애는 몇 있냐….

그 와 중에도 개인사에 대한 질문에 답을 생각하느라 우리의 의식은 잠시 현실을 돌아보게 된다. 현실을 인식하고 내가 누구며, 내가 결혼을 했는지를 느끼기 시작하면 몸이 느껴지기 시작한다.

몸이 느껴지기 시작하면 우리의 의식은 다시 한 번 지금 여기, 현재 시점으로 돌아오게 된다.

현재 여기 그리고 현실은 바로 몸의 의식과 직결되어 있다.

이름, 개인사에 관련한 내용들은 감정적으로 몹시 격분되어 있는 상태라도 바로 접지감을 느낄 수 있도록 '현재 시점'을 제공한다.

고객이 현실과 현재 시점으로 돌아오고 나면 전문가는 이매징 기법을 통해 신경계가 이완 상태에 도달하도록 안내한다.

이매징 기법을 위해 트레이닝 받을 당시 참가자들이 주로 연습을 했던 것은 고객의 리소스에 있는 단어를 활용할 뿐만 아니라 신경계가 이완할 수 있는 단어를 골라 긴 문장으로 적은 다음, 그것을 부드럽고 정중하게 나레이터하는 것이었다.

예를 들면…

"자, 당신의 몸을 의식합니다. 당신의 몸은 편안하게 점점 더 이완될 것입니다. 아랫배를 의식합니다. 숨이 들어갔다가…. 나갔다 하는 것을 느껴봅니다…. 동시에 아랫배가 위로…. 아래로…. 움직이는 것을 느껴봅니다…."

영어로 하면 참으로 부드럽고 정중하게 느껴지던 것이 한국말로 풀면 어찌나 어색하든지…. 순수 NLP가 내게 어색한 것도 영어로 주로 훈련을 받다가 한국말로 들어서가 아닐까 짐작해 본다.

어느 정도 신경계가 적정 상태나 이완 상태가 일어나기 시작하면, 우리는 다시 한 번 현재 시점에서 고객이 두려움을 느꼈던 당시로 눈을 돌려야 한다.

물론 두려움이 여전할 수 있다. 이 두려움의 대상을 전문가는 이매징 기법을 통해 중화시키는 작업을 한다.

두려움을 모양으로 표현해 보라고 한다.

색깔로 표현한다면 어떤 색깔인지…. 냄새는 있는지….

눈에 보이지 않는 무형의 대상을 그림으로 그리듯 자신이 원하는 유형의 대상으로 표현하고 나면….

어떤 일이 벌어질지 상상해 보라!

대부분의 고객들은 안정된 신경계를 통해 현재 상태에서 보다 객관적인 태도로 '두려움과 혼란'의 대상을 바라보게 된다. 이 때 인식이 일어나고 의식 단계를 지나 '풀어냄'이 저절로 일어난다.

축복이다….

"생각할수록 괘씸하네..."

미처 기억할 틈이 없을 때는 분명, 아무 일도 없었던 것처럼 괜찮았다. 하지만, 좀 틈이 생겼다 싶어 혼자 유유자적 자판기 커피 한 잔을 들고 서 있으니 기억이 스멀스멀 올라오면서 다시 분통이 터진다.

생각이 안 날 때는 분통 터질 일도 없었고 흥분할 일도 존재하지 않았거늘 '기억'이라는 것이 '뇌'를 자극하는 순간, 그때와 똑같은 강도의 '분노와 쾌심'을 느끼게 된다.

우리가 일상에서 흔히 겪게 되는 이러한 '감정의 데자뷰' 현상은 뇌가 신경계를 통해 벌이는 일종의 '스트레스 박멸 작전'의 과정이라 할 수 있다. 고객이 O.K 할 때까지 최선을 다 하겠다는 모그룹의 카피라이터처럼 신경계도 타켓이 된 스트레스가 'O.K! 나 그만 나가겠어요' 할 때까지 당시의 상황, 감정, 몸의 티슈에 발생한 과다 수축 상태를 기억한다.

이미 '상황 종료' 임에도 불구하고.

· 상황 종료가 자신이 원하는 방식이 아니었을 때
· 미흡한 대처로 아쉬움과 후회가 남았을 때
· 미처 피하지 못했을 때

신경계는 '감정의 데자뷰' 현상을 일으키며 육체에 물질적인 영향을 미치게 된다. 감정의 데자뷰 현상이 많을 때 우리 인체는 항상성 유지를 위해 자율 신경계가 과다하게 흥분되는 경향을 보인다.

이것을 우리는 "교감 신경계의 과다 흥분성"이라 부르며 불안정한 감정 상태, 소화 기능 장애, 수면 장애, 불안증, 근육통, 순환 장애, 배변 장애, 등이 발생할 수 있다.

물론 상황에 따라 '부교감 신경계'가 과다하게 흥분되어 후천적 자폐 현상이 발생하는 것을 본다. 일상에서 흔히 일어나는 크고 작은 스트레스를 제대로 풀지 못하고 쌓게 되면 '감성 변비증'은 물론 자율 신경계의 경직성으로 인한 신경성, 심인성 질환이 발생하기 쉽다.

대부분의 사람들은 자신이 무엇 때문에 스트레스를 받고 있는지 정확하게 모르는 상태에서 실타래처럼 엉킨 감정과 생각 속에 무의식적으로 반응하며 살고 있는 경우가 많다.

조금만 더 노력한다면 여러분의 육체적, 정신적 건강을 해하고 있는 스트레스를 '생활의 활력소'로 바꿀 수 있는 많은 기회를 얻을 수 있다. 아래에 소개할 '마인드 맵'은 굳이 특별한 시간을 내지 않더라도 자투리 시간이 날 때 마치 낙서처럼 자신의 생각과 감정을 지도를 보듯 정리하는 것이다.

마인드맵은 방법이 아주 간단하면서도 생각을 정리하는데 도움을 주고, "무엇이 내게 스트레스가 되고 있는가?"에 대한 해답을 찾아갈 수 있다.

생각이 정리되고 스트레스의 근본 원인이 파악되면, "생각할수록 쾌심할 일"이 "생각할수록 나 자신을 다지는 일"로 바뀔 수 있다.

CST 바이오다이나믹스
엣센스 맛보기

VIDHI & KHAN CST

바이오다이나믹스 방식의 CST에 대한 심오함을 말로 어떻게 표현할까…. 말이라고 하는 것이 때로는 느낌을 표현해 내는 데는 몹시도 모자라서 지금처럼 신비롭지만 늘 우리가 경험해 왔던 세상에 대해 표현해 보려 들면… 잠시 멍해질 지경이다.

그럼에도 불구하고 말과 글을 한계를 넘어 그 속에서 전해질 우리들의 강렬했던 인상들이 그 강렬함만큼이나 베이도록 신명이 가득 찬 상태에서 글을 써 보려 한다.

말로써 얼마나 깊은 이 세상을 표현할 수 있을지 나도 모르겠다.

일단 시작해 본다.

두뇌 속에 담긴
신들의 치유 플랜

바이오다이나믹스 트레이닝 중에 참가자들이 가장 많이 듣는 단어가 "Neutral"이다. 뉴트랄neutral을 사전에서 찾아보면서 "무성의(중성의), 애매모호한, 중립인"이다.

이 말 뜻도 우리가 느꼈던 뉴트랄의 의미에서 크게 벗어나진 않지만 인터넷에서 검색한 뉴트랄의 사전적 의미가 그 중에서 가장 와 닿는다.

> Neutral(전기 전자)전문 용어 대역사전
>
> 같은 수의 전자와 양자를 가지고 있어 전기적으로 중성이 되어 있는 상태, 중성 같은 수의 전자와 양자를 가지고 있어 전기적으로 중성이 되어 있는 상태

여기서 전자와 양자는 나와 너로도 풀이될 수 있고 세션 중에는 고객과 전문가가 될 수도 있을 것이다. 더 나아가 전자와 양자는 나와 내 주변의 모든 공간도 될 수 있고 나이면서 내가 아닌 것도 될 수 있을 것이다.

● 뉴트랄 Neutral이라는 새로운 치유 도구의 탄생

뉴트랄이라는 오묘한 상태를 바이오다이나믹스에서는 "치유의 시작"이라고 말하고 있다. 바이오 매카닉 방식 즉 업레저 방식에서의 치유는 대부분 "스틸" 상태에서 일어난다고 가르쳐 왔다.

스틸 상태는 2가지 크라니얼 모션의 가장 끝자락에서만 형성되는 반면 뉴트랄은 2가지 크라니오 모션의 중립 상태로 이해하기보단 더 큰 거시적 의미에서의 인체 시스템 전체가 중성 혹은 무성 상태가 되는 것을 의미한다.

매카닉 방식에서는 크라니얼 모션을 감지해서 스틸을 형성하거나 스틸이 될 때까지 기다리는 것이 치유 방식이었다면 바이오다이나믹스에서는 몸 전체가 '하나'로 여겨질 때까지 기다린다. 업레저 방식에 익숙한 CST 전문가들이라면 적이 마음의 갈등이 생길 수도 있다.

스틸만이 CST의 유일무이한 테크닉이요, 스틸만이 치유력을 생성하는 신성한 상태라 생각했건만…. 경험이 이미 그것을 말해 주지 않았는 가!

하지만 우리는 기뻐해야 한다.

스틸만이 유일무이한 치유 테크닉이 더 이상 아님을…

스틸 뿐 만 아니라 "뉴트랄"상태에서도 치유는 시작되고 있음을…

바이오다이나믹스는 우리에게 또 다른 강력한 치유 도구를 선물하였으니 잠을 자면서도 웃음이 나온다.

● 두뇌 속에 담긴 신들의 치유 플랜

뉴트랄 상태에서 우리 인체는 전자와 양자가 대등한 수를 가짐으로써 전기적으로 중성이 되는 상태와 같이 건강한 곳과 건강하지 않은 곳, 긴장 된 곳과 그러지 않은 곳 등이 대등하게 균등해지는 상태가 된다.

60억의 서로 다른 상태를 지닌 세포들이 뉴트랄이라는 균등한 혹은 균질 된 상태를 맞이하면 인체는 스스로 치유할 수 있는 프로그램을 실행시킨다.

즉 조건이 맞아야 씨앗에서 싹이 트

듯 몸도 조건이 맞아떨어지면 자동적으로 "치유 프로그램"이 업로드 되어 다시 실행된다.

이 치유 프로그램은 모든 인간의 몸에 내재된 선천적 프로그램으로 바이오다이나믹스에서는 이것을 "선천적 치유 계획 Inherent Treatment Plan"이라고 부른다.

이 프로그램은 이미 수정란에서부터 시작되어 삶이 끝날 때까지 실행된다. 하지만 불행히도… 조건이 맞지 않으면 우리 인체는 신이 주신 이 치유 프로그램을 제대로 실행시키지 못한다.

몸이 스스로 뉴트랄이 되는 상태 마치 수정란이 남성이기도 하고 여성이기도 한, 인간이기도 하고 아니기도 한 그 애매모호한 상태, 무성의 상태, 중성의 상태라는 조건이 맞아떨어질 때 비로소 실행이 된다는 것이다.

바이오다이나믹스에서는 인간의 몸을 수정란의 무성 상태, 중성 상태 즉 뉴트랄 상태로 되돌아갈 수 있는 조건을 만족시킴으로써 100% 뇌수, 수정란에 담긴 최초의 치유 계획 ,신들이 담아 놓은 치유 플랜을 재실행시킨다.

그 조건은 아래의 5가지의 '뉴트랄' 상태를 통해서다.

CST 전문가는 손 하나 까닥하지 않고 치유가 일어나는 장엄한 치유 퍼포먼스를 볼 수 있다.

· 5 Neutral ·

1. CST 전문가의 뉴트랄(Practitioner Neutral)

2. 관계에서의 뉴트랄(Neutral in Relationship)

3. 고객의 뉴트랄(Neutral of the Client)

4. 플루이드 바디 혹은 미드 타이드의 뉴트랄(Neutral of Fluid body/
   Mid-tide

5. 패턴 속에서의 뉴트랄(Neutral of within Pattern)

자, 그러면 여기서 5 뉴트랄에 대해 우리의 경험을 바탕으로 쉽게 풀어보고자 한다.

몸으로 경험치 않으면 '뉴트랄'의 깊은 의미를 알아차릴 수 없을 터이지만 동양에서 흔히 들을 수 있는 '공의 상태' '무심의 상태'로 이해한다면 가장 근접할 수 있을 듯 하고 내 경험은 이렇게 말한다.

"멍한 깨어있음!"

1. CST 전문가의 뉴트랄 : 멍한 깨어있음!

바이오다이나믹스 트레이닝 첫날부터 시작된 익스체인지 세션에서 우리를 당혹하게 한 것은 세션이 시작되었음에도 파트너에게 터치를 하지 않고 세션 테이블 측면이나 고객의 머리 혹은 발 쪽에 가만히 앉아 있는 세션 기버들 때문이었다.

세션이 시작되면 의례히 고객의 몸 한 부분에 접촉하는 것이 당연했던 우리에게 이런 풍경은 의아스럽기도 하고 어색했다.

더욱이 흥미로운 것은 아무 말 없이 가만히 앉아 있는 세션 기버도 있었지만 멀리 있어 무엇이라고 말하는지 모르지만 뭔가를 계속 파트너에 중얼거리고 있는 이들도 있는 거다.

도대체 무슨 일이 일어나고 있는건지…

세션 음악도 없이 적막강산 같은 고요함 속에 그들의 중얼거림은 약간씩 거슬리기도 했다.

어리둥절한 가운데 터치 없이 앉아 있다 하나 둘씩 터치를 시작하자 하릴없이 앉아있던 터에 눈치껏 시작한 기억이 아직도 생생하다. 그런 풍경이 벌어진 이유가 바로 〈선천적 치유 계획〉을 위한 첫 번째 단계, 'CST 전문가의 뉴트랄'을 위함이었으니!

CST 전문가 뉴트랄을 위해 바이오다이나믹스에서는 고객과의 접촉 전에 우선 전문가의 중심, 중립 상태를 위해 시간을 갖는다.

이 시간을 갖기 전에 전문가는 이 상황을 충분히 고객에게 알려야 하면 동시에 고객 또한 세션을 위한 준비를 할 수 있도록 언어로 안내하기도 한다.

"지금부터 저는 저의 중심을 잡고 뉴트랄 상태를 위해 시간을 갖고자 합니다. 당신도 지금부터 편안하게 이완하시고…. 깊은 호흡과 함께 점점 더 깊은 이완 상태가 되시기 바랍니다…

터치를 하기 전에 당신에게 알려 드리도록 하겠습니다. 지금부터 제가 시간을 가져도 되겠습니까?"

고객은 당연히 'yes'라고 답한다.

터치하기 전부터 스스로를 뉴트럴 상태로 준비시킨 전문가는 터치 후에도 지속적인 뉴트럴 상태를 유지하기 위해 노력한다.

늘 자신의 자세와 이완도를 체크하면서 언제든지 생명의 호흡 3단계로 의식을 이동할 수 있는 준비가 되도록!

또한 세션 중에 보여주는 몸의 어떠한 표현에도 '좋다, 나쁘다', '빠르다, 거칠다', '약하다, 강하다' 등의 평가 없이 그저 모든 것이 스쳐 지나가는 구름처럼 바라보고 있다.

바이오다이나믹스에서 '평가'하지 말라는 것은 바로 '뉴트럴' 상태에서는 평가가 필요 없기 때문이다. 그저 바라보면 그 뿐!

평가가 일어나는 것은 전문가의 마음이 중립 상태에서 벗어나 무심에서 유심이 되었다는 것을 의미하며 몸의 평정심이 흐트러졌다는 것을 보여 준다.

그것을 알아차리는 순간, 바로 의식을 확장하면서 다시 뉴트럴 상태로 되돌아와야 한다. 허나 이 때의 평가는 마음이 들어왔음을 의미할 뿐 뉴트럴 상태에서 우리는 모든 일어나는 것을 보고 듣고 알아차릴 수 있다.

바이오다이나믹스를 잘못 이해하다 보면 이마저 놓치게 되니 그야말로 세션 중에 '멍한 깨어있음'이 아니라 그대로 '멍'한 상태가 되는 많은 바이오다이나믹스 초심자들을 보았다.

우리는 아직도 세션 전에 그리고 세션 중에 CST 전문가 뉴트랄 상태를 위해 '노력'을 하고 있다.

노력 중에 어느 순간···. 나도 모르게···.

둘러싼 모든 공간이 고요해지면서 진공인 듯 꽉 차 오르고 몸과 마음이 평온한 가운데 사라지듯 의식은 또렷한 상태가 된다.

호흡이 깊어지면서 시간의 흐름조차 가늠이 안되는 그 순간에 평화로이 내가 공간의 일부고 공간이 나인 듯···

그 속에서 고객의 몸이 보여주는 뉴트랄 상태를 들을 수 있고 필요할 때 마다 '의식'의 단계적 이동이 가능한 뉴트랄 상태!

바로 멍한 깨어있음!

2. 관계에서의 뉴트랄

바이오다이나믹스 세션을 트레이닝 내내 익스체인지하면서 내 개인적인 인상은 "참 말이 많은 세션이구나."였다.

세션 기버가 터치하기 전에 이렇게 묻는다.

"세션 받을 준비되었습니까?"

"터치를 시작해도 될까요?"

오케이라고 말하면 그 다음에는 또 이렇게 묻는다.

"오른쪽이 나을까요, 왼쪽이 나을까요?"

"처음에 발부터 터치할까요, 아님 원하는 특정 부위가 있는지요?"

마음을 턱 하니 놓고 이완할 만하면 묻고 또 이완할 만하면 물어보는 통에 정말 성가시다라는 생각이 들었다.

게다가 세션 중에 포지션을 옮길 때 마다 일일이 보고를 하듯이

"지금부터 손을 떼겠습니다."

"어디로 이동하겠습니다."

"다시 터치를 시작하겠습니다…."

그런데 신기하게도 깊은 이완 속에서 의식 조차 느끼지 못하는 그 순간에도 세션 기버가 무엇인가를 물으면 의식이 돌아와 정확하게 답을 할 수 있다는 것이다.

처음부터도 못마땅하였지만 개인적 성향 탓인지 세션 중에 일일이 묻고 시행하는 방식은 트레이닝 마지막 날까지도 불편했다.

이 모든 섬세한 배려가 "관계에서의 뉴트랄"을 위함이다.

세션을 하는 사람과 받는 사람은 대등한 관계다.

관계에서의 뉴트랄은 수직 관계가 아닌 수평 관계에 가깝다.

전문가라고 하여 고객의 의지와 상관없이 자기 소관대로 움직여 나가는 것이 아니라 전문가의 움직임에 일일이 고객의 동의를 얻고 전문가가 무엇을 하고 있는지 설명함으로써 함께 공명해 나가는 관계!

바로 '관계에서의 뉴트랄'이다.

하여 이 단계에서는 '당신은 아픈 사람이고 나는 치유하는 사람이

다'라는 경직된 마음을 버리고 고객 내부에 존재하고 있는 풍부한 내재된 건강의 힘을 인지하며 '건강한 사람과 건강한 사람의 만남'으로 인식해야 한다.

그 인식 속에서 너와 나는 동일하고 균등한 필드 속에 함께 놓여지는 것이다.

이러한 이해와 경험에도 불구하고 결국 나는 나와 세션을 익스체인지하는 파트너에게 정중한 요청을 해야만 했다.

세션 중에 많은 양해를 구하거나 물어볼 필요 없이 당신의 직관대로 움직여가라고…

그리고 나 또한 당신이 특별히 요청을 하지 않는 이상 나의 터치와 포지션에 동의를 한 것이라 여기고 움직여가겠다! 오케이~

그리하여 나는 더욱 원만한 관계의 뉴트랄 속에서 어떤 '과도한 배려와 동의 구함' 없이 깊은 이완 속으로 점프해 갈 수 있었다.

'관계의 뉴트랄'은 많은 말을 하지 않아도 상대방의 따듯한 마음과 '환영'하는 태도만으로도 충분히 같은 필드에 공명함이 가능해진다.

이제 너와 나 사이의 균등한 공명이 이루어졌으니 다음 세션의 주인공 고객의 '몸' 차례다.

3. 고객의 뉴트랄

나로부터 시작되어 '나와 너'까지 그리고 이제는 '너'로 이어지는 뉴트랄이다. 고객의 뉴트랄은 간단하게 말하면 고객의 '몸이 하나로 통합되는 순간'이다.

몸의 여기 저기가 따로 노는 것이 아니라 수정란의 그것처럼 '하나'로 느껴지는 순간! 그것을 '고객의 뉴트랄'이라고 한다. 고객의 몸에서 뉴트랄 상태가 일어나기 시작하면 아주 특별한 질감이 느껴진다.

처음에는 고집을 부리며 여기 저기 웅성거리다가… 언제 마음이 바뀌었는지 어느 순간 한숨을 내쉬면서 몸 전체가 고요해지다 같은 '톤'의 소리가 나는 것 같다. 마치 같은 음을 내는 각기 다른 악기들처럼….

하나로 통합된 같은 음을 몸에서 들으면서 바이오다이나믹스 역사의 중요한 3사람은 다음과 같이 표현했다.

> · 닥터 베커 "뭔가가 일어났다Something happen"
> · 닥터 젤러스 "고객의 뉴트랄Patients Neutral"
>
>   (가장 싱겁고 별 뜻이 없어 보이는데 크라니오 필드에서의 역할이 워낙 큰지라 그의 한 마디도 중요한 모양이다. 환자라는 뜻의 patients는 우리와 맞지 않아 고객으로 의역했음)
>
> · 닥터 스틸 "통합적 이동Holistic shift"

위의 말 중 닥터 베커의 "뭔가가 일어났다"라는 표현은 트레이닝 중에 뉴트랄이 일어나면 우리들이 즐겨 쓰던 표현이다.

언제나 참가자들은 이 표현을 쓰면서 기뻐하고 즐거워한 기억이 선명하게 난다!

"섬띵 해편! 섬띵 해편~~"

그리고 뉴트랄의 질감 면에서는 닥터 스틸의 표현이 딱 맞다!

홀리스틱 쉬프트!

온 몸 전체가 '쉭'하고 공간 이동을 하는 것 같은 느낌!

고객의 뉴트랄!

4. 플루잇 바디Fluid body의 뉴트랄/미드 타이드 단계

플루잇 바디는 미드 타이드 차원에서 몸을 물로 바라보기 때문에 붙여졌다고 이해하고 있다. 플루잇 바디에서의 뉴트랄은 '생명의 호흡'이 명확해지면서 생명력이 물질화로 가속화된다.

5. 패턴의 뉴트랄

1에서 4의 뉴트랄만 진행되어도 우리 몸은 거의 치유 단계에 도달할 수 있다. 하지만 몸이 극심한 스트레스를 받았거나 쇼크가 해소되지 않았을 때 '홀리스틱 쉬프트' 즉 고객의 뉴트랄이 쉽게 일어나지 않을 수도 있을 뿐만 아니라 생명의 호흡이 어려워질 수도 있다.

전문가는 몸에서 쇼크가 풀리지 않은 장소나 과긴장된 곳을 찾아 형성된 '패턴'을 보고 '뉴트랄'을 형성한다.

바이오매카닉에서는 몸에 형성된 과긴장의 패턴 혹은 쇼크 패턴을 해소하기 위해 다양한 교정 테크닉을 쓰는 반면, 바이오다이나믹스에서는 테크닉을 쓰지 않고 형성된 패턴에 터치를 한 채 뉴트랄 상태가 될 때까지 기다린다.

전문가의 뉴트랄, 관계에서의 뉴트랄을 지속하면서…

패턴의 뉴트랄이 일어나기 시작하면 패턴 속에 "균형 상태State of balance"가 이루어진다.

'균형 상태'가 일어나면 그 다음 '베커의 3 단계'를 거쳐 패턴이 해소된다. 패턴의 뉴트랄 상태를 통해 해소가 일어나면 홀리스틱 쉬프트가 일어나면서 곧 생명의 호흡이 거대한 숨결을 일으키며 우리 몸의 생명력을 가동시키게 된다. 이 모든 것들이 일어날 때 전문가는 단지 지켜볼 뿐 어떤 것도 하지 않는다.

어떤 이름을 붙일 만한 테크닉도 쓰지 않는다.

그럼에도 불구하고 모든 것이 순차적으로 일어나는 기적 같은 바이오다이나믹스!

"선천적 치유 계획" 프로그램을 실행시키는 5가지 뉴트랄 상태를 명확히 이해하고 온 몸으로 경험한다면 바이오다이나믹스의 큰 뼈대는 본 셈이다.

처음에 우리도 뉴트랄이라는 말 그대로의 의미로 몸에 접근했다가 '말' 너머의 무엇인가를 계속되는 훈련을 통해 온 몸으로 느꼈을 때에 비로서 '아하~바로 이것이구나' 했었다.

뉴트랄 상태가 되면 우리를 둘러싸고 있는 모든 공간의 필드가 하나의 동일한 물결, 파동 속에 놓이는 것만 같다. 세션을 하지 않고 우리의 세션을 보고 있는 지도자들, 어시스턴트들도 필드 속의 파동으로 동시에 뉴트랄이 일어나고 있음을 간파한다.

너와 나를 넘어 온 우주가 하나로 연결된 직물의 일부와 같은 느낌의 바이오다이나믹스를 크라니얼 모션의 양극에서 스틸을 주로 만들어오던 CST 전문가들이 이해하기까지는 시간이 필요할 것이다.

뭔가를 해야만 직성이 풀리는 바디워커들에게 바이오다이나믹스는 엄청난 인내와 극기를 요청하게 될 것이며 매카닉 피플들에게는 앞으로 넘어야 할 그리고 더 나아가야 할 최고의 매력적인 목표물이 될 것이다.

위에서 제시한 5가지 조건을 하나씩 시행해 나가다 보면 우리는 머지 않아 무위 속에서 일어나는 상상을 초월하는 동시에 깃털처럼 부드럽고 불처럼 호화로운 치유를 보게 된다.

아무것도 하지 않음으로써 일어나는 가장 파워풀한 치유…

진정 최고의 치유 경지다!

크라니오 필드는 아직도 여전히 살아있는 생명체처럼 진화를 해 가고 있다. 우리는 바이오다이나믹스의 핵심에 닿을수록 그 진화의 끝으로 다가가는 것을 느꼈다.

● 생명력에 불을 붙이자 : Ignition process

수정란의 100%는 물이다.

100%의 물에서 신기하게도 뭔가가 만들어진다. 뇌도 만들어지고 척추도 만들어지고 심장도 만들어지면 간도 만들어진다. 물에서 모든 것이 만들어진다. 어떻게 물이라는 무형의 산물에서 인간이라는 유형의 산물이 창조되는 걸까….

크라니오 바이오다이나믹스에서는 무형에서 유형으로 변형되기 위한 물질화 단계를 위해 100%의 뇌수에 특별한 자극이 주어진다고 한다. 닥터 셔덜랜드는 이 '자극'에 대해 이렇게 표현했다.

"신비로운 스파크가 뇌수 속에 빛을 밝힌다."

이 스파크는 마치 물속에 전깃불이 반짝 켜지는 것과 같으며 이 스파크의 목적은 바로 '점화'다. 자동차나 모토바이크에 시동을 걸 때 스파크에 의해 점화가 되어야 시동이 걸린다. 수정란 속의 뇌수에도 스파크를 통해 불이 켜지면(점화ignite) 물질화를 위한 시동이 걸린다.

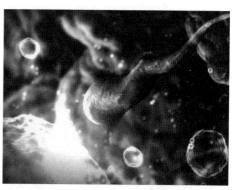

상상해 보라, 이 얼마나 멋진 일인가…. 동그란 수정란에 일순간 불이 번쩍 들어온다.

그리고 그 순간부터 수정란에

〈 정자가 난자 안으로 들어가는 순간 〉

서 우리가 조형되기 시작한다.

그렇다면 '점화'를 위한 스파크는 어떻게, 어디서 오는 것일까…

오래된 인도 경전이나 중국 의학 그리고 수련 기공 단체에서는 이 스파크를 '빛'라고도 하고 영혼 혹은 '정신'이 인간의 몸으로 화신되는 것이다라고 흥미로운 표현을 쓰기도 한다.

그것이 무엇이든 간에 '스파크 혹은 이 불꽃 같은 빛'은 2번의 중요한 시기에 강렬하게 점화되어야 우리가 건강한 시스템을 가진 인간으로 창조될 수 있다.

첫 번째 점화는 '수정(conceptus)' 시 발생한다.
두 번째 점화는 '출생(Birth)' 시 발생한다.

스파크는 본시 두 물체의 마찰이 있을 때 발생하는 것!

상상만 해도 수정 시 발생할 엄청난 폭발은 아마도 우리가 일생일대 겪을 수 있는 가장 드라마한 빛의 향연이 아니었을까…

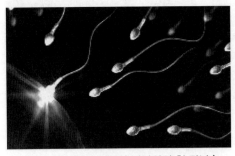

어마 어마한 경쟁과 어려움을 헤치고 500여 개의 정자가 마침내 난관에 도달하고 그 중…

오로지 1개의 정자만이 간택을 받을 수 있으니!

〈 우주 속 1개의 정자와 난자와의 첫 만남 〉

난자를 둘러싼 막을 뚫고 안으로 쑥 빨려 들어가면… 우주에서 가장 순수한 양(+)과 순수 음(-)의 합체로 거대한 마찰은 찬란한 불꽃으로 타오를 것이니!

마침내 바깥으로 은빛 보호막이 펼쳐져 경쟁에서 밀려난 정자들의 어떤 해코지도 없이 음양의 만남은 순식간의 불꽃과 함께 일시 정지!

너무 기뻐 할 말을 잊은 듯, 상상치도 못할 희열감으로 모든 것이 멈춰버린 듯 일시적으로 모든 것이 정지된다. 약 15분간….

이 때를 바이오다이나믹스에서는 '다이나믹 스틸네스'라 부른다.

다이나믹 스틸네스 상태가 끝나면 수정란은 마치 참은 숨을 내뱉듯 길게 숨을 내쉬었다가 크게 들이마시면서 '생명의 호흡'을 시작한다.

생명의 호흡은 다음 장에서 계속 설명될 것이므로 이 즈음에서 마무리하고! 자 다음…. 출생 시에 발생하는 두 번째 점화는 우리가 '양수'라는 물의 환경에서 벗어나 공기로 가득 찬 새로운 환경을 맞이하면서 발생하는 마찰에서 자연스럽게 스파크가 발생한다. 자연스럽게 머리를 쭉 밀면서 나오는 태아는 한 번도 공기를 들이마신 적이 없는 터라 단지 숨을 길게 내뱉으면서 나올 것이다.

그러다 물이 없는 세상, 공기로 가득 찬 세상 속으로 나오면 아무 생각 없이 길게 쭉 뱉고 나온 숨이 저절로 크게 들이마시는 숨으로 바뀌면서 자연스럽게 공기가 흡입되고 폐가 부풀어지게 된다.

이 모든 것들이 자연스럽게 일어나면 아이가 태어나서 울 일도 없을 것이다. 모든 것들은 이미 프로그램되어 몸속에 저장되어 있으므로 방해만 없다면 프로그램 오류 없이 시행되게 마련이다.

하지만 요즘의 분만 과정을 생각하면 임신 후 아이가 세상 속으로 태어날 때까지 과도한 관심으로 의식 없는 수많은 방해들이 일어난다.

어떤 형태로든 두 번째 '점화'가 방해를 받고 제대로 일어나지 못하면 강력한 스파크의 불빛을 발 할 수 없어 아이의 '건강 시스템'은 축 처지게 된다.

이것을 우리는 '출생 트라우마'라 부른다. 크라니오 바이오다이나믹스에서 임신 기간과 출생 시의 안락하고 평화로운 환경 조성과 태교에 힘을 쓰는 이유는 바로 이 점화 때문이다. 출생 트라우마에 대한 긴밀한 이야기는 다음 장에서 계속될 것이다.

… 3군데의 주요 점화 센터

출생 후에도 우리 몸은 생명의 호흡을 통해 지속적으로 '점화 과정'을 진행시킨다. 결국 크라니오 바이오다이나믹스 관점에서 '점화'란 결국 생명을 태우는 작업과 같다.

마치 공기를 통해 들어온 산소를 연소시키는 것처럼 생명의 호흡을 통해 들이마신 생명 에너지를 태우면서 우리는 그 속에서 얻은 생명력으로 살아가고 있다.

우리 몸에는 생명력을 불태우는 주요 점화 센터 3군데가 있는데 자세히 들여다 보면 수련 단체나 기공, 중국 의학, 한의학 등에서 쉽게 볼 수 있는 '단전'과 그 자리가 흡사하다.

한국에서는 '단전'이지만 중국에서는 '단티엔'으로 인도에서는 '차크라'로 불리우는 에너지 센터인 동일한 장소 3곳은 아래와 같다.

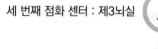

세 번째 점화 센터 : 제3뇌실

두 번째 점화 센터 : 가슴
(흉추 5번~흉추 6번)

첫 번째 점화 센터 : 배꼽

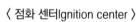

〈 점화 센터Ignition center 〉

한국의 기 수련장에서는 위의 3 장소를 '하단전, 중단전, 상단전'이라 부르며 위치에는 미세한 차이가 있으나 얼추 비슷하다. 이 모종의 관계에 대해서는 여러분들의 개인적 관심사가 다르고 더 설명하여 들어가면 오리무중이 될까 두려워 여기서 살짝 자른다.

이 3군데의 점화 센터는 꼬리뼈에서부터 뇌척수액이 수직 상승하며 불을 온전히 밝혀야만 우리는 비로소 몸-마음-정신이 하나로 통합된 근원적 '건강 상태'에 도달하게 된다.

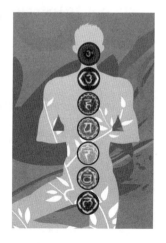

〈 7개의 에너지 센터 〉

● 생명을 호흡하다

스파크 즉, 최초의 빛에 의해 첫 번째 점화가 일어나면 수정란에서는 '다이나믹 스틸네스'상태가 일어난다.

숨을 잠시 멈춘 듯 어떤 움직임도 없다.

진공 상태에서 시공간을 초월한 듯한 이 상태가 끝나면 수정란에서는 '특별한 움직임'이 시작된다.

마치 숨을 쉬듯…. 바람이 통과하듯….

공기처럼 가볍고 불처럼 환하게….

숨결 같은 보드러운 움직임이 수정란에서 시작되어 평생 우리 속에서 발생한다.

다이나믹 스틸네스 상태에서 잠시 숨을 참았던 것처럼 스틸네스 상태가 끝나면 마치 큰 숨을 쉬듯 수정란에서 시작된 '특별한 움직임'을 크라니오 바이오다이나믹스에서는 '생명의 호흡'이라 부른다.

마치 생명을 온 몸으로 들이마셨다 내뱉으면서 100%의 물로 '인간'이라는 소우주를 창조하기 위한 풀무질처럼 수정란은 '점화'를 통해 시공간을 초월한 듯한 진공 상태 '다이나믹 스틸네스'를 지나 첫 호흡을 한 것이다.

이 때부터 시작된 '생명의 호흡'을 바이오다이나믹스에서는 '롱 타이드 Long-Tide'라 부른다.

바다 가장 깊은 곳에서 흐름이 감지가 되지 않을 정도로 천천히 움직이는 조류처럼 수정란이라는 바다를 위에서 아래로, 아래에서 위로 관통한다.

이 운동성이 수정란 전체를 관통할 때마다 수정란 내부는 최초의 빛에서 전달된 정보들이 자극을 받아 펼쳐지기 시작한다.

물질화가 필요한 순서의 모형, 세포 분열 및 발달의 지침서, 그리고 '선천적인 치유 계획서'가 바로 그것!

그리하여 수정란에서 시작된 롱타이드 운동성은 일생을 통해 우리 몸속 깊이 내재되어 나타난다.

살아있는 동안 어떤 일이 있어도 다시 물질화 즉, 재생하고 복원시켜서 몸을 일구어 나갈 것이며 끊임없이 '선천적 건강 계획서'가 필요할 때 실행하라고….

⋯ Long-tide이라는 생명의 호흡

롱타이드 운동성을 감지하고 있노라면 마치 수정란에서 일어난 모든 창조의 순서와 방식을 보는 것만 같다. 마치 숨을 들이마시듯 중앙에서 바깥쪽으로 밀려나가고 위아래는 구부러져 안으로 들어간다 그리고 숨을 내뱉듯 홀쭉해지면서 길어진다.

흥미로운 점은⋯ 롱타이드 운동성의 이러한 형태가 배아의 발달 형태와 동일한 것이다. 바이오다이나믹스 트레이닝 때 배아의 발달 과정을 빠른 속도로 돌려본 적이 있는데 정확하게 위아래가 구부러져 안으로 들어오면서 옆으로 벌어졌다가 다시 길쭉해지면서 홀쭉해지는 형태를 지속적으로 반복하면서 발달, 성장하고 있었다.

함께 본 모든 참가자들이 동시에 '와~' 탄성을 지르며 모두 그 자료를 갖고 싶어 안달을 했지만 카비는 닥터인 친구가 개인적으로 만들어 선물한 자료라 줄 수 없다면 딱 잘라 거절하여 우리 모두를 슬프게 했다. 그럼에도 불구하고 그 자료는 강한 인상으로 여전히 뇌리에 잘 보관되어 있다.

그 자료를 보면서 우리는 결국 롱타이드의 운동성이 물이 물질화가 될 형태와 방향을 제시하고 있으며 롱타이드 운동성대로 생명체가 빚어진다는 결론에 도달하였다.

지금도 그 자료를 생각하면 배아들이 마치 무엇인가를 들이마시듯 볼록해졌다가 다시 내뱉듯 길쭉해지는 것이 기억에 난다. 공기도 없는 물 속에서 그들은 과연 무엇을 들이마시고 내뱉고 있을까….

바로 '생명'이었다.

… 출생 후 시작되는 생명의 호흡, Mid-tide

생명의 호흡은 출생과 더불어 좀 더 속도가 빨라지면서 더 강력한 생명력이 '뇌척수액'을 통해 물질화된다.

출생과 더불어 시작되는 이 생명의 호흡을 우리는 '미드 타이드

Mid-tide'라 부르며 롱타이드보다 속도가 빨라 엄마 뱃속에 있을 때 보다 훨씬 규모가 커진 몸 시스템에 강력하게 작용한다.

미드 타이드를 통한 생명의 호흡은 생명력을 뇌척수액에 직접 불어넣어 정중앙에서 수직으로 파동치면서 온몸의 체액을 진동시킨다. 이 진동으로 온몸의 조직(Tissue)들이 생명력과 자연 치유력으로 호흡을 하게 되고 이러한 호흡을 '모틸러티motiliy'라고 부른다.

닥터 셔덜랜드는 온몸이 하나의 거대한 조직체(tissue system)로 유기적 호흡을 하는 것을 보면서 모틸러티를 "티슈 호흡tissue Breathing"이라고 불렀다.

지금 이 책을 읽고 있는 이 순간에도 여러분의 몸은 수정란 때 시작된 생명의 호흡, 롱 타이드와 출생 이후 발생한 생명의 호흡 미드 타이드가 동시에 일어나고 있다. 질서 정연하게 아무도 모르게…. 심지어 우리 자신도 알아차리지 못하게….

… 뇌가 벌렁거리는 소리를 듣다. 뇌진법®의 펼쳐짐!

생명력과 자연 치유력 그 자체라 해도 과언이 아닌 '뇌척수액'이 행하는 생명의 호흡을 보고 있노라면 정중앙에서 좌우, 위아래, 앞뒤, 전후 사방팔방의 구조와 그 안에 담겨 있는 장기들의 재생과 복원력이 들린다.

더욱이 우리를 강력하게 끌어당긴 매혹적인 존재는 처음에는 뇌척수액이 보여준 생명의 호흡으로 간접적인 접촉을 하다 바이오다이나믹스 방식을 통해 드디어 얼굴 대 얼굴로 마주하게 된 '뇌'! 뇌가 보여준 생명의 호흡을 통해 우리는 더욱 직접적으로 최적의 '뇌 건강' 상태로 접근 가능하게 되었다.

그리하여 비디칸에서는 뇌가 만들어지는 꼴, 뇌가 후~하~ 하면서 생명의 숨을 쉬는 모양새를 감지함으로써 인체의 사방팔방 구조와 장기 상태, 척추 상태, 인체의 해독 상태, 생명력을 한 눈에 들여다 보는 새로운 평가술 '뇌진법® Fluid reading'을 CST 필드에 장엄하게 펼쳐 놓았다.

2008년에 '뇌진법® Fluid Reading'이라는 새로운 형태의 평가법을 CST 장르에 펼쳐냈을 때만 해도 직접적으로 '뇌' 운동성을 감지하지 않았다.

몸을 물 상태로 인지하고 몸을 관통하며 유유히 순환하는 물 순환을 통해 '뇌의 상태'를 감지하였다. 물론 지금도 뇌 운동성을 뇌진법 트레이닝에서 강의하지는 않지만 손이 준비된 전문가들에게는 단계별로 그 방법이 전수될 것이다.

뇌진법으로 몸을 '물과 티슈'로 인식하고 인체의 중심부를 수직파동하는 뇌척수액의 운동성에 바라보고 있노라면 그 사람의 인생이 보인다.

그 인생이 몸으로 마음으로 드러나서 지금의 상태가 되었으니 그에 맞는 합당한 방법을 찾아야 할 것이다. 뇌진법을 통해 몸의 구조와 패턴이 한눈에 들어오니 CST 전문가들에게는 이만큼 재미있는 놀이가 없다. 한 번 뇌진법®을 익히기 시작한 CST 전문가들은 좀처럼 CRI 단계로 접속하지 않고 '물의 세계'에서 도인처럼 노닐게 된다.

몸은 물속에서 만들어져 물에서 재생된다.

뇌진법®을 통해 접속된 몸을 이루는 물의 세계에서는 평가와 동시에 치유가 저절로 진행된다. 몸이 알아지면서 동시에 치유가 보이니 이만한 치유술이 있을까.

비디칸은 동양인 특유의 발달된 손의 감각을 더욱 긴요하게 깨쳐 "뇌진법"이라는 영역을 펼쳐 놓았으니 이제 여러분은 이곳으로 놀러 와 함께 즐기면 된다. 물의 세계가 펼쳐 보이는 그 웅대한 치유의 기운 속에 우리는 한낱 작은 존재 같지만 그 속으로 어우러지면 심오한 우주의 원리를 깨쳐지니 이보다 더 좋을 수가….

… 만 5세부터 짧고 강한 CRI

우리 나라 나이로 얼추 6세 정도가 되면 두개골 뼈도 대충 야물어지고 뇌의 성장할 만큼 한다. 이 때부터 생명의 호흡은 더욱 숨 가빠진다.

전국을 한 번에 누비면 되던 것을 이제는 전국 곳곳을 누벼야 한다. 하여 더욱 빨라진 호흡으로 생명력을 곳곳에 전달하니, 이 생명의 호흡을 우리는 'CRI cranial rhythmic impulse'라고 부른다.

바이오다이나믹스에서는 CRI에 대한 개념이나 테크닉이 별로 없다. CRI는 곧 매카닉 방식과 일맥 상통하다 보니 바이오다이나믹스에서 중요한 자리를 차지할 수 없는 것은 당연하다.

하여 CRI에 관한 설명은 이것으로 충분하다 여겨지면 '두개천골운동성'에서 더욱 자세히 다루어질 것이다.

깨어나는 아이 신드롬
(Awakening Child Syndrome)

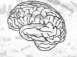

VIDHI & KHAN CST

인간이 가진 건강의 불완전성이 주는 교훈!

우주가 오묘하여 존재하는 어느 것도 허튼 것이 없다.

세상에 모습을 드러낸 온갖 '자연 치유 요법' '건강식품' '의료기' 등이 '만병통치약' 모토를 표방한 지가, 내가 이 세상에 태어나기 훨씬 전부터였을 터인데, 아직도 만병통치약들이 제 구실을 못하는 건지 사람들이 제대로 알아주지 않아서인지 세상은 여전히 병마의 고통 속에 있다.

인간이 가진 건강의 불완전성은 자꾸만 잊어버리게 되는 '삶의 의미와 교훈'을 오만과 욕심, 무의식적 삶의 방식으로부터 되짚게 하여 '참 나'를 찾는 나침반 구실을 해 준다.

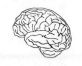

우리가 만나는 아이들은 지금 깨어나고 있는 중이다. 세상은 이 아이들에게 자폐아, 발달 장애, 정신 지체, ADHD, 주의력 등으로 결핍부르지만 우리는 이 아이들을 '깨어나는 아이들'이라 부른다.

세상이 부르는 단어들 속에는 아이들의 가능성이 없어 보인다.

그저 자신의 세상 속에 갇혀 절대로 나올 것 같지 않은 아이,

다른 아이들보다 영원히 발달이 늦어질 것 같은 아이…

지능이 아예 떨어져 '바보'라고 불리는 아이…

하지만 우리에게 오는 아이들에게는 기적이라도 일어나는 것일까…

세상이 부르는 그런 아이들은 한 명도 없었다.

단지 아이들은 너무 놀라 자신 속으로 숨었거나, 뭔가가 불편해서 잠시 발달을 지연하고 있거나, 분노가 극심하여 하루 종일 뛰어도 분이 풀리지 않아 잠도 깊이 못 들고 불안해서 잠시라도 가만히 있지 못한다, 가만히 있음 너무나 불안해서… 아이들은 사연이 참 많다.

그 사연을 들어주고 그 사연이 담겨 있는 박스를 찾을 수만 있다면 아이들은 다시 자연스럽게 모든 아이들에게 필요한 성장과 소통을 할 수

있다.

CST는 아이들의 각기 다른 사연 박스를 몸에서 찾는 일을 한다.

대부분의 사연은 '뇌' 속에 담겨 있어 열기가 활활 타올라 뜨거운 우리 손이 닿는 여름날에는 미칠 것만 같아도 어느 순간 익숙해져 버린 CST 의 터치에 잠이 들게 된다.

잠을 통해 접속한 '뇌' 속에서 아이들의 사연들을 접하고 그 사연을 풀어주면 아이들의 뇌에서 열기들이 가시고 접혔던 한쪽 뇌 주름이 펴지고 부어 보였던 뇌가 편안해지고 심하게 수축된 뇌가 다시 탄력을 찾게 된다.

뇌가 편안해지는 것만큼 아이들의 장이 편안해진다.

어느 순간부터 아이들의 눈빛이 달라지고 말 쓰는 폼이 달라지면서 하루하루 변해가는 아이들의 성장에 엄마들은 기쁨의 눈물을 흘린다.

제발 말을 했으면 좋겠다로 시작했던 아이가 수다쟁이가 되었을 땐 엄마는 더 가파른 미래를 보게 되며 더 많은 욕심을 부리기 시작한다.

그럼에도 불구하고 아이들은 다시 재부팅된 컴퓨터마냥 잃어버린 시간을 보상이라도 하던 성큼성큼 '성장'이 발걸음을 내딛는다.

깨어나는 아이에서 '깨어난 아이'가 되었을 즈음, 우리는 아이들의 섬세하고 예민한 '뇌' 상태를 캐어하기 위해 지속적으로 만나며 아이들의 과거와 현재, 미래를 보게 된다.

깨어나는 아이들 속에는 무한한 가능성이 있다.

우리는 그게 보인다.

엄마 뱃속 태아도
마음의 상처를 받는다
: Pre-natal trauma

최근 인터넷 검색 중에 재미있는 사진 한 장을 보았다.

"V" 자를 그리고 있는 9개월 된 태아가 초음파로 찍혀 있는데 여전히 무표정해 보이긴 하지만 세상을 나올 준비가 다 되어 보이는 '사내아이'다.

외신이 보도한 기사에 따르면 태아가 보여준 손등이 보이는 'V'자는 상대방을 모욕하기 위함이라는데 그의 아버지는 V자를 취한 아이의 행동을 전혀 다르게 해석했다.

'누나가 2명인지' 물어보는 건 아닐까 하고… 역시 아빠다!

내게 유난히 이 기사에 눈에 띄었던 것은 이제 태아들도 초음파 사진에 익숙해져 가는 시대인가라는 약간의 씁쓸함과 만약 태아가 초음파 사진을 싫어한다면에 대한 오기 어린 '질문' 때문이었다.

태아가 초음파 사진 찍기 놀이를 즐긴다면야 상관이 없겠지만 '거부' 한다면 어떤 방식으로 태아의 의견을 알릴 수 있을까!

오랫동안 태아는 '의식이 없는 존재'로 뱃속에 있을 때나 출생 시에도 그들의 의지와는 상관없이 다양한 '침해'와 '방해'가 있어왔다.

초음파도 역시 태아의 관점에서는 '무단 침입'이다.

남에 집에 허락도 없이 쑥 들어와야 다짜고짜 쥔장의 면박을 찍어가는 것과 진배없다.

'생명'이 걸린 위급 상황이 아님에도 적절치 못한 양의 '분만 촉진제' 나 급하게 투여하는 분만 촉진제 등으로 태아와 임산부의 의지와는 상관없이 심각한 경련이 일어나 본의 아니게 제왕 절개를 해야만 하는 상황이 속출하고 있다.

태아들이 자연스럽게 태어나는 과정이 마구잡이로 편집되고 있는 것이다. 이케가와 아키라가의 저서<아기는 뱃속의 일을 기억하고 있다>에서는 수많은 아이들이 엄마 뱃속에 있을 때의 일들을 기억하고 있다고 말한다. 이것이 우리에게 말하는 것은…

"태아에 대한 존중"과 "안전하고 보호받는 출산" 환경이 필요하다는 소리 없는 울림이다.

CST 세션 프로그램을 16년간 진행해 오면서 우리는, 지금 현재 성인기에서 벌어지고 있는 이유 없는 몸의 혼란이 결국 시간을 거꾸로 되짚어 가다 보면 '엄마 뱃속에서의 경험과 출생 시의 경험'이 강인한 뿌리로 자리 잡고 있음을 보아왔다.

그 혼란 상태를 CST 필드 및 심리학계에서는 "태아 & 출생 트라우마" 혹은 "태아 & 신생아 트라우마"라고 부른다.

'태아 & 출생 트라우마'라는 근원적 원인을 알지 못한 채 '소화 장애와 무기력감, 우울증, 근육통, 불면증, 히스테리' 등으로 삶을 영위하기가 힘들어 여기저기 원인을 찾아 안 가본 곳이 없다면서 결국 우리를 마지막으로 찾아왔다는 많은 인연들을 만날 때 마다 가슴이 시려온다.

이미 그들의 마음 속에는 그간의 경험으로 상처와 꽁꽁 닫힌 마음만 있을 뿐 우리를 마주 대하면서도 그 마음을 버리지 못한 채 방어와 불신으로 스스로를 가린다.

그럴 수밖에 없을 거라는 것을 알면서도 못내 아쉬움 맘 감출 수 없지만 그 인연들이 우리를 찾아온 이유에 대해 답을 주면 되는 것이다.

그리하여 그들의 몸이 우리에게 말하는 것을 들어보면 대부분의 경우 '출생 방법'과 '엄마 뱃속에서의 경험' 그것이었으니 우리가 '태아 & 출생 트라우마'에 관심이 집중될 수밖에 없는 노릇이다.

게다가 바이오다이나믹스 방식이 그런 우리의 열망과 딱 시기를 맞추어 다양한 방법들을 손에 쥐어 주었으니 신께서 우리 마음을 잘도 헤아리신 듯 하다.

바이오다이나믹스 방식은 그간 많은 관심을 받지 못했던 "태아 & 신생아 혹은 출생 전 & 출생 트라우마 이슈"에 밝은 조명을 비춤으로써 트라우마에 의해 비틀어진 삶의 형태가 성인기까지 버거운 굴레와 짐으로 가져가지 않도록 초기 단계에서 해소하고자 한다.

해소되지 않은
태아 & 출생 트라우마

성인기 때
발현

소화 장애, 근육통, 불면 만성 피로, 관계 형성의 어려움 우울함, 노이로제, 강박증

현재 유럽에서는 "태아는 의식이 없다"라는 잘못된 개념에서 발생한 무의식적 행동, 생각, 언어로 인해 상처받은 태아, 신생아, 아이들, 성인들을 위해 "CST 트라우마 리솔루션" 프로그램이 활발하게 진행되고 있다.

서구식 분만 문화와 서구식 교육 문화가 자리를 잡은 동양, 한국에서는 그동안 우리가 인식하지 못하는 사이 유럽 못지 않게 "태아 & 출생 트라우마"로 고통과 불편을 겪고 있는 많은 아이들과 성인들이 눈에 띄게 증가하기 시작했다.

이 트라우마에 대한 여러분들의 이해를 돕기 위해 가장 필요한 것은 바로 어떻게 태아가 뱃속 일들을 기억할 수 있는지에 대한 이해일 것이다. 아주 오랫동안 태아는 어떤 의식을 가진 존재로 인정받지 못했다는 사실을 떠올려 본다면 앞으로 나올 내용들은 몹시도 신선할 것이다.

··· 몸 자아body ego : 태아와 신생아는 몸으로 기억한다

태아 시기에 태아들은 어떤 방식으로 엄마 뱃속 경험을 기억하고 저장하는 걸까. CST 경험은 우리에게 이렇게 말한다.

"몸이 모든 것을 기억하고 몸속에 모든 것이 저장되어 있다"

우리 몸 전체가 바로 수정란의 '뇌수'에서 만들어진 '뇌' 그 자체다.

하여 태아 시절이야 말로 '뇌수'에서 만들어진 지 얼마 되지 않은 가장 신선한 상태이니만큼 그 시절에 경험하는 모든 것들은 하나하나 사진의 플래시처럼 강렬하게 온몸으로 각인될 것이다.

<태아 & 신생아 심리학>에서는 주변에서 일어나는 모든 것을 몸으로 경험하고 몸의 감각기로 받아들인다고 해서 이들의 자아 시스템을 "몸 자아body ego"라고 한다.

뱃속에서의 경험은 나아가 성인이 되어서 꾸려갈 '대인 관계'와 '사회 관계'에 영향을 미칠 뿐만 아니라 '감정-정신-심리' 패턴을 형성한다고 한다.

이것이 의미하는 것은 태아 또한 뱃속에서 스트레스를 받을 수 있고 슬픔, 분노, 화, 억울함, 원망 등의 다양한 감정을 느낄 수 있다는 것이다. 그 격렬한 감정의 경험과 기억을 몸에 저장한다.

하여 태아 & 신생아 트라우마 해소를 위한 가장 필요한 방식은 '몸에게 물어보기'다.

우리는 성장하면서 많은 것들을 잊어버릴 뿐만 아니라 더 나아가 편리하게도 '기억 조작'까지 일어난다.

형제가 같은 일을 겪어도 각자 기억하는 스토리가 다르다.

신기하게도 그런 일들은 우리 현실에서 매일매일 일어난다.

조작된 기억의 진실과 거짓은 그 때 찍어놓은 비디오가 없다면 진위 파악 불가!

하여 우리는 현재 우리가 의식하고 있는 기억에게 묻지 않고(많은 경우 자신에게 유리하게 조작되었거나 부모나 학교의 교육에 의해 세뇌된 내용들이 더 많다) 몸에게 묻는다.

이것을 바로 '인체 심리학'이라 부른다.

몸에 저장된 기억의 부름, 그것을 통해 우리는 의식이 채 조작하지 못한 순수한 기억으로 접근이 가능하며 바이오다이나믹스에서는 "생명의 호흡"을 통해 몸에 저장된 순수 기억과의 접촉을 시도한다.

레이몬드 캐스텔리노D.C는 출생 전 트라우마와 출생 트라우마에 대해 이렇게 말하고 있다.

"태아들이 지각이 있고 감각을 느끼며, 출생 시 자신을 팔에 안은 사람들의 존재를 느낀다는 증거가 넘쳐 나고 있습니다."

게다가 7주된 태아가 터치에 아주 민감하다는 것이 관찰되었다면서 그 중요성을 강조한 데빗 챔벌라인Ph.D은 14주 태아의 경우 아직 눈꺼풀이 닫혀 있음에도 빛의 요소에 민감하게 반응하면서 빛을 피해 움직인다고 말했다.

소리에도 명확하게 반응하는 것이 관찰되었으며 비디오를 통해 태아들이 정을 느낄 뿐만 아니라 '기쁨, 반가움, 두려움, 화 그리고 슬픔'과 같은 감정을 느끼는 것을 보여 주었다. 쌍둥이의 경우 서로를 감싸고 보듬는 것이 관찰되었고 자궁 속으로 침투한 바늘을 향해 주먹을 불끈 쥐는 태아들도 관찰되었다고 그는 말한다.

⋯ 롱타이드는 트라우마의 해독제

생명의 호흡, 첫 번째 단계인 '롱타이드'는 모든 인간들이 신의 선택을 받아 세상에 태어나기 전 반드시 숙지한 '선천적 건강 계획'의 청사진이 든 '빛의 물결'과 같다.

태아 시절 일어난 모든 사건, 사고들을 저장해 놓은 '몸'이라는 디스켓에 '롱타이드'라는 '생명의 호흡'은 태아가 겪은 마음의 상처와 분노, 스트레스로 인한 몸의 불편함 등을 제거, 다시 처음의 순수 상태로 되돌릴 수 있는 하드웨어다. 하드웨어 속으로 디스켓을 넣으면 그 디스켓은 깨끗하게 포맷된 후 필요한 '건강 프로그램'을 다시 다운로드 받는다.

롱타이드라는 하드웨어를 몸의 자아가 만나면 그야말로 거대한 빛 속에서 새롭게 다시 태어나는 것이다. 거창한 의학의 발전에도 불구하고 태아들의 '요청'을 들을 귀가 없어 사각 지대에 놓여진 '태아 &신생아" 트라우마 이슈를 바이오다이나믹스에서는 몸의 자아에 접촉함으로써 자연스럽게 방면하고자 한다.

뱃속부터 발생한 우리 내부의 가장 깊은 몸의 울림을 귀 기울여 들을 수 있다면 태아 때부터 각인된 '긴장의 때'을 말끔히 씻어낼 수 있다. 하여 크라니오 바이오다이나믹스에서는 '롱타이드'가 트라우마의 해독제라고 말한다.

바이오다이나믹스에서는 몸에게 물결처럼 부드럽게 속삭인다.

"아이야, 이제 다시 건강해지는 거다, 언제나 네 자신이 건강으로 가득 차 있음을 잊지 말아라⋯"

● 출생, 그 거대한 변형의 숨결 "Birth trauma"

세상으로 태어나는 것은 '물의 세계'에서 '공기와 중력의 지배하는 세계'로 공간 이동을 해야 하는 거대한 변형이다.

CST 베이비들은 초음파를 싫어한다!

CST 세션을 엄마 뱃속에서부터 받고 태어난 아이들…CST 베이비들에게는 뭔가 특별한 게 있다.

엄마 뱃속에 있을 때부터 뭔가 달라도 다르다.

자기의 의사를 확실히 표현한다.

조산원을 다녔던 양진씨의 경운 초음파 사진을 자주 찍지 않아 다행이었지만 그렇다고 아예 안 찍은 것도 아니었다.

둘째 녀석의 성별이 너무 궁금했던 양진 씨는 은근슬쩍 조산원 원장께 '아들이에요, 딸이에요?"라고 물었단다.

초음파로도 태아들의 성기가 보이는 관계로 고추가 안 보이는 걸로 보아 딸이지 않을까라고 원장님께서는 대답하셨는데…

태아가 한 번도 정면을 보여 준 적이 없고 언제나 엉덩이만 보여 줘서 성별을 구분하기가 어려웠단다.

그러던 어느 날, 임신 7개월 때였던 것 같다.

양진씨가 완전 실망한 목소리로 전화를 하신 게다.

내심 고추가 안 보인다는 말에 '딸'임을 확신했건만….그 날 찍은 초음파에서 녀석이 처음으로 앞 모습을 보여 줬단다, 당당히!

지금은 출산을 하시고 아마도 산후조리를 하고 계실 혜정님의 따님, 행복이의 경운 양진씨의 둘째 아드님보다 훨씬 적극적으로 초음파 사진에 대응한 케이스다.

일반 산부인과를 다니시다 보니 초음파도 어찌나 자주 찍든지, 아이가 무

척 싫어했나 보다.

초음파로 태아를 정확하게 보여주고 싶었던 의사의 안달을 볶았던 아이 행복이는 언제나 초음파 검사 시 얼굴을 손으로 가리거나 아예 얼굴을 돌렸단다.

기를 쓰고 초음파 기구를 엄마의 배 위로 이리 저리 굴리던 의사가 드뎌 포기 선언을 할 때까지도 행복이는 마냥 이리 피하고 저리 피하구…

그래서일까, 병원에서 검사만 받고 오면 아이가 엄마 뱃속에서 마구마구 소리를 지르는 것만 같았다.

나 좀 내버려 둬! 그리고 그 의사 맘에 안 들엉!!!

내 손이 닿으면 뱃속에서 쿵쾅쿵쾅 온 몸을 흔들어대던 아이의 행동이 점점 잦아들면서 스틸 상태가 되어 조용히 잠이 드는 것이 느껴진다.

녀석 역시 내 손맛을 아는 구만…

그렇게 7개월 정도 세션을 받고 나서 아이가 태어났다. 세상 밖으로…

태어난 후 처음으로 아이의 사진을 보았다.

쌍꺼풀이 있다.

오목 조목 어찌나 야무지게 생겼든지…

CST 베이비 11호 탄생을 선포합니다~

이 변형을 위해 작용될 어마 어마한 '힘'을 생각한 다면 과히 '출산'이라는 이벤트는 여성만이 감내할 수 있는 최고의 퍼포먼스가 아닐까 하는 생각을 해 본다.

의학의 발달과 더불어 함께 발달된 것은 불행히도 엄마와 아이가 서로 앙다물어진 힘으로 일구어 내어야 할 출산이라는 퍼포먼스에 '의학'이라는 이름으로 발달된 다양한 '개입'이다.

물론 출산 시 발생할 수 있는 위급 상황에서 아이와 엄마의 생명을 지켜내는 의학의 힘을 무시하는 것은 아니다. 단지 과도한 관여와 개입으로 '자연스럽게 출산할 수 있는 환경'을 방해한다는 뜻이다.

자연스러운 출산이야 말로 엄마와 아이가 누려야 할 일생일대의 '공간 이동 퍼포먼스'다. 이 창조 행위에는 '위급' 상황을 제외하고 의학적 관여는 필요치 않을 수도 있다.

잦은 초음파 검사와 기형아 검사, 양수 검사 등등 어두워야 마땅할 자궁 속을 자꾸만 빛을 들이대거나 '허락'없이 감히 침범하는 바늘들의 공격적인 침범, 만약 여러분이 자궁 속 아이였다면 기분이 어땠을까.

자연스러운 출산을 위해서는 자연스럽게 출산할 수 있는 환경이 필요하다.

그럼에도 불구하고 병원이 '제왕절개'를 은근히 조성하고 있다는 의심은 우리가 맞이한 여러 차례의 제왕 절개 사례를 통해 확고해지고 있다.

임신 중에 CST 세션을 받는 임산부 대부분은 최대한-위급한 상황을 제외하고-자연 분만을 하기를 원한다.

자연 분만을 통해 자신의 아이가 이 세상에서 맞게 될 첫 공기를 자연스럽게 호흡하고 두개골이 자연스럽게 마사지되면서 수축했다 확장하며 그 속에서 공간 이동의 마찰을 줄이고 눈이 이 세상에 익숙해지도록… 귀가 이 세상의 소리를 받아들일 수 있도록… 그렇게 자연스럽게 사랑이 가득한 공간에서 환영을 받으며 아이가 세상으로 태어나길 기대한다.

출산일이 다가오면 '자연 분만'에 대한 막막한 두려움은 첫 출산이든 두 번째 출산이든 그 강도는 마찬가지인 듯 하다.

뱃속 아이를 위해 '자연 분만'을 선언하는 엄마들의 운명이 출산 당일 병원에서의 '행위'에 크게 결정된다는 비극적인 현실은 아이들이 마땅히 누려야 할 '선천적 건강 계획'을 실행에 큰 방해를 하는 요인이 되고 있다.

… 제왕 절개를 통한 출생 트라우마

한때 제왕 절개를 하면 머리 모양이 예뻐진다는 속설에 속아 유행처럼 제왕 절개로 출산한 시대가 있었고 혹은 태어날 아이의 사주를 미리 받아 제왕 절개를 통해 그 사주를 실현시키기도 했다.

지금은…

아이를 가진 엄마들과 이미 제왕 절개를 통해 출산을 하고 비탄에 잠긴 산모들의 증언을 들어보면 한결 같은 목소리를 들을 수 있다.

'적절치 못한 양의 분만 촉진제'와 '적절치 못한 속도로 투여된 분만 촉진제' 그리고 '초산이라는 이유에 의한 의사의 권유'다.

자의에 의해 미리 선택한 '제왕 절개'는 엄마에게 육체적 고통은 줄지언정 마음의 고통은 없을 테다. 자연 분만을 원하다 '분만 촉진제'를 맞고 나서 발생한 경련으로 어쩔 수 없이 제왕 절개로 아이를 낳게 된 엄마들은 몸도 아프지만 마음은 더욱 아프다.

일단 제왕 절개로 태어나면 아이는 태어나자 마자 큰 소란을 맞이하게 된다. '공간 이동'이 일어나면 마치 비행기를 타고 한국에서 인도를 간 것처럼 머리가 띵하고 나른하면서 시간차를 겪게 된다.

편안하게 엄마의 품에서 엄마의 심장 소리를 들으면서 '공간 이동'에 대해 안정을 취해야 할 시기에 제왕 절개로 태어난 아이들은 엄마의 품은커녕 마취제로 정신을 못 차리는 가운데 씻겨지고 콧구멍 속에 이물질이 빼낸다고 엄청난 소음과 고통을 감내해야 하며 밝은 빛에 눈은 맵다.

게다가 남자 아이의 경운 '포경 수술'까지 해야 하는데….

여기가 어딘지, 저들이 누군지 -목소리조차 한 번도 들어보지 못한 사람들의 냉랭한 에너지 속에서-도 모르는 상태에서 아이에게 행해지는 온갖 행위들이 설령 그것이 '아이를 살리기 위한 고결한 행위'라 하여도 아이가 그것의 진정한 의미를 알 수 있을까.

그저 이 모든 현실이 쇼크로 다가올 뿐 아이는 엄마에게서 냉혹하게 떨어져 몸무게, 신장 등을 재느라 기계에 살을 맞닿게 될 것이다. 엄마의 심장과 살결 그리고 숨결도 맞닿기 전에 아이들이 닿아야만 현실은 '제왕 절개'라는 출산 방식 뒤에 음모처럼 숨겨져 있다.

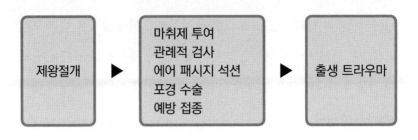

제왕 절개를 통해 위의 드라마틱한 과정을 겪으면서 아이들은 자신을 보호하기 위해 부드러운 몸 조직이 심하게 수축하게 되고 이렇게 수축된 긴장 패턴이 아이들의 평생을 지배하게 된다.

더욱이 아이는 출생 후 가장 먼저 닿아야 할 엄마와의 관계가 위의 절차를 거치느라 연기됨으로써 엄마와의 유대감과 애착 형성이 적절치 못하게 되며 나아가 심각한 '분리 불안'을 형성하게 된다.

그 뿐인가, 제왕 절개를 위해 투여된 마취제의 영향으로 아이의 체액 순환이 느려져 아이의 몸은 과민해지게 된다.

불안정한 신경계는 아이의 성격 형성은 물론 사회 유대감에도 지대한 영향을 미치는 것으로 알려져 있다.

… 겸자 분만과 베이큠 분만을 통한 출생 트라우마

비단 제왕 절개를 통한 분만이 아니어도 도처에는 '출생 트라우마'가 발생할 수 있는 많은 잠재성과 가능성들이 '분만 환경'에 조성되어 있다.

아카데미의 'CST 치유 프로그램'에 참가하기 위해 상담을 하러 오신 고객들은 먼저 우리가 내미는 리서치에 천천히 자신의 삶을 되돌아 보며 질문에 하나씩 답을 써가야 하는데 그 첫 번째 질문이 "어떻게 태어났습니까?"이다.

요즘 아이들은 제왕 절개로 태어난 아이들이 아주 많은 반면 우리 시대만 해도 웬만해선 제왕 절개로 태어난 사람이 없어서인지 대부분 '자연 분만'에 동그라미를 친다.

흥미로운 사실은…. '난산'이라는 항목이 있음에도 불구하고 "난산= 자연 분만"이라고 생각하는 성향이다.

난산 또한 자연 분만으로 분류해야 마땅하지만 난산은 결코 '편안하고 행복한 출산'이 아니다.

아이와 엄마가 모두 고생을 하는 '힘들고 어려운 출산'이다.

'난산'으로 인해 발생하는 다양한 '출생 트라우마'를 생각한다면 '난산'은 결코 '자연 분만'의 속할 수 없는 전혀 다른 분만 패턴이다.

자연 분만에 동그라미를 친 탓에 고객이 가진 몸의 시스템이 이해가 잘 안될 때가 있다.

그래서 이런 저런 의문을 가지다 결국 이 질문에 다다르게 된다.

"자연 분만으로 태어나셨다고 하셨는데요, 어머니께서 출산하실 때 혹시 힘들었다는 말씀은 없으셨어요?"

"네, 맞아요, 굉장히 힘들게 절 낳으셨다고 들었어요, 아.. 생각해 보니까 제가 머리가 낀 채로…."

결국 고객의 몸 시스템에 발생한 패턴이 '난산'이었음을 이해하는 순간 섬세하게 말려있던 두루마리가 한꺼번에 펼쳐져 큰 그림이 한눈에 들어오는 것처럼 보이기 시작한다.

이처럼 현재 고객의 몸에 발생한 깊고 깊은 긴장의 패턴들은 대부분 출생 때 발생한 흔적들이다.

하니 아이를 가지는 것도 중요하지만 아이를 낳는 것은 아이가 가질 일생일대의 '건강 패턴'을 결정짓는 중요한 순간이니만큼 최대한 자연스러운 분만을 할 수 있도록 기다리는 여유와 평화로운 분만 환경 조성이 절실하다.

병원이라는 환경에서는 기다려 주지 않는다. 분만 촉진제를 투여해서라도 그들이 계산한 예정일에 아이가 나와 주어야 한다.

억지로 자궁을 수축시켜 아이를 밀어내니 아이의 심정은 어떠하겠는가.

때가 되면 떠나게 될 집을 억지로 떠밀려 나오니 오죽 마음이 아프겠는가…. 서두르지 않고 편안하게 기다리면 아이들은 때 되면 나온다.

조산원에서 아이를 출산하는 임산부들은 위급 시 대처가 미흡한 불안함에도 불구하고 병원에서의 '서두름'이 싫어 '여유'있는 곳을 선택하였다.

엄마들의 '출산 장소'로 어떤 곳이 선택되든 그 곳은 '성지'여야 한다. 커다란 빛을 맞이할 수 있는 '성지'에서 성스럽게 우리는 새 생명이 차원이 다른 공간으로 이동할 수 있도록 크게 열어 놓고 맞이해야 한다.

CST 세션 프로그램에 참가한 수많은 몸들이 우리에게 말하기를 그들의 몸이 가진 골 깊은 육체적, 심리적, 감정적 고통은 바로 무지한 출산 패턴에서 시작되었노라고….

그럼에도 불구하고 그 무지는 바로 자신들을 살리기 위한 손길에서 비롯되었다고 말한다.

난산은 물론 겸자나 베이큠을 통해 태어난 아이들은 두개골의 부드러운 티슈들이 쉽게 변형되어 겉으로는 얼굴이나 두개골의 형태가 정상적으로 회복되는 듯 보이나 내부에서 발생한 변이는 쉽게 회복되지 않아 결국 '자폐증, 발달 장애, ADHD, 아토피' 등의 근원적인 원인이 된다.

조산 또한 겪게 되는 비극적인 경험은 마찬가지지만 '인큐베이터'로 이송되는 순간부터 상황은 더욱 비극적일 수밖에 없다.

… 인큐베이터 증후군

출생…. 기쁨으로 시작되어야 할 새로운 날에 '울음'으로 시작되는 비극이 없도록 CST 전문가로서 우리는 마음 속 깊이 '기쁨의 세상 태어남'을 꿈꾸어 본다.

위급하게 태어난 아이들은 특히 조산인 경우는 엄마 품으로 직행하는 것이 아니라 인큐베이터로 직행하게 된다. 태어나자마자 연결되어야 할 엄마의 품 대신에 유리 벽으로 가로막힌 인큐베이터에서는 엄마의 온기조차 느낄 수 없다.

이런 경우 아이와 엄마 간에 형성되어야 할 교감 형성이 어려워져 아이는 엄마에게 몹시 집착하거나 자신이 버려졌다는 느낌 그리고 심각한 분리 불안으로 품게 된다.

태어나 엄마의 따듯한 품속에서 귀를 간지럽히며 엄마가 뿜어내는 온기가 담긴 속삭임 듣고 이 세상이 나를 환영하는구나…

아기는 엄마를 통해 이 세상과 깊은 유대감을 형성하게 된다.

이것이 이 후 아이의 '사회성 형성'에 지대한 영향을 미치게 된다.

인큐베이터는 아이의 생명을 지켜준다.

CST는 아이의 생명의 담보로 뒤로 밀린 '교감과 애착 형성'의 재시도에 큰 도움을 줌으로써 아이가 다시 사회와 기쁨으로 연결될 수 있도록 도와준다.

… '축쳐진 시스템Dampened system' 증후군 : 제2의 점화 실패

드라마틱한 출생을 경험한 아이들에게서 볼 수 있는 공통된 특징은 바로 공기 호흡을 통해 제3 뇌실에서 일어나야 할 '제2의 점화' 실패다. 제2의 점화를 위해서 필요한 조건은 '자연스럽고 여유 있는 분만이다.

자연스럽게 태어나 탯줄에서 더 이상 혈액이 공급되지 않는 그 순간까지 기다려 탯줄을 자를 정도로 여유 있는 환경에서 '제2의 점화'는 일어난다.

제3뇌실에서 점화가 일어나면 뇌척수액에 거대한 자연 치유력이 물질화되는 힘이 형성된다.˙

뇌척수액이 두개천골계를 수직 파동으로 순환하는 동안 우리 인체는 언제든지 스스로 치유할 수 있고 재생할 수 있으며 복원할 수 있는 능력이 삶을 영위하는 내내 보장 받을 수 있다.

하지만 제2의 점화에 실패를 하면 뇌척수액의 물질화 능력이 축 쳐져 자연 치유력과 재생, 복원 능력이 떨어진다.

요즘 아이들의 면역력이 떨어지는 것도 바로 제2의 점화가 제대로 일어나지 않았기 때문이라고 짐작해 본다.

의례히 '분만 촉진제'를 맞고 '제왕 절개'가 권해지는 분만 환경에서는 '제2의 점화'가 일어나기 어렵다.

CST는 출생과 더불어 일어나야 할 일생일대의 '제2의 점화' 이벤트를 놓친 아이들의 몸 시스템에 다시 한 번 '점화'가 일어날 수 있도록 도와준다.

… 부교감 신경계 쇼크

태어날 때 아기들도 나름 힘을 쓴다.

근데 힘을 제대로 쓰지 못하고 엉뚱한 델 쓰면 연약한 신경계에 무리가 온다. 신경계에 무리가 오면 노처녀 노이로제처럼 신생아들도 '노이로제' 현상을 보일 수 있다.

아직 근육계가 완전하지 않아 몸짓으로 표현하기 어려워 엄마도 웬만큼 주의를 기울이지 않고서는 알아차리기 힘든 '신생아 노이로제'.

우리는 이것을 출생 트라우마의 전형적인 패턴 중에 하나인 '부교감 신경계의 쇼크'라 부른다.

자율 신경계는 교감 신경계와 부교감 신경계로 나뉘어져 있으며 그 역할과 기능이 다르다. 흥분하고 긴장될 때 우리의 모드는 '교감 신경계'로 활성화되고 긴장된 모드를 이완시키기 위해 '부교감 신경계'가 자연스럽게 활성화 되면서 우리의 인체는 적당한 상태를 유지하게 된다. 이것을 '항상성'이라 부른다.

출생 시 발생하는 '부교감 신경계의 쇼크'는 극심하게 긴장된 신경계가 초기 모드로 돌아가기 위해 안간힘을 쓴 결과라고 할 수 있다.

막 태어난 신생아가-인큐베이터로 들어갔거나 제왕 절개 후 다양한 검사를 하느라 즉각적인 접촉이 일어나지 않았거나 기타- 엄마의 부재와 육체적인 통증으로 즉각적인 접촉을 할 수 없었거나 움직일 수 없었다면…

아기는 그 상황에서 무엇을 느낄까…

한 번도 와 본 적이 없는 곳에서 길을 잃었다고 상상해 보라.

주변 모든 것들이 위협적이고 불안할 것이다.

막 태어난 신생아도 극심한 불안과 엄마로부터 분리된 분리 불안을 겪게 된다. 태어나자마자 겪은 위협적이고 불안한 경험은 신생아의 '신경계'에 그대로 각인되어 부교감 신경계가 과도하게 활성화되는 성향을 보인다.

_____ 접촉을 잘하지 않거나

_____ 과도한 근육 긴장

_____ 지나치게 잠을 자거나

_____ 목을 움직이기가 힘들고

_____ 너무 차분한 상태를 지속

아기가 '순둥이'라며 엄마들의 대부분은 '부교감 신경계 쇼크'에 있는 아기들의 상태를 쉽게 알아차리지 못한다. '착한 아이' 혹은 '조금 잘 우는 아이' 정도로 인식하게 되는데 이것은 부교감 신경계의 활성화로 신경 반응 물질인 세라토닌, 도파민 그리고 엔도르핀이 방출되어 짧게나마 편안한 상태를 유지할 뿐이다.

하지만 이런 부교감 상태가 과도하게 지속되어 고착되면 몸-정신에 부정적인 영향을 미친다. "몸 내부의 대수사" 기능이 점점 느려져서 어느 시점에서는 심장과 폐를 거쳐 산소를 가득 담은 혈액이 뇌에 공급되기까지 너무 느린 시스템이 되어 버린다.

결국 뇌의 성장과 기능에 문제가 온다. 부교감 신경계의 과도 활성화로 인한 쇼크는 어린 시절에는 웬만해선 자각하기가 힘들고 아이가 학습을 시작할 즈음, 학습에 어려움을 느끼고 또래 아이들과의 소통은 물론 외부 세계에 대한 알 수 없는 불안감 혹은 엄마에 대한 과도한 집착 등으로 그 불편함이 드러나기 시작한다. 아이 때 드러난 '부교감 쇼크'가 해소되지 않은 채 성인이 되면 정확한 원인을 알 수 없는 '신체 부정형 증후군' 같은 증상들이 나타나기 시작한다.

_____ 만성 피로 증후군
_____ 우울증
_____ 에너지 저하
_____ 의욕 상실

병원에서 원인을 알 수 없는데다 겉으로는 '건강'해 보이는 탓에 자신 외엔 누구도 얼마나 아픈지를 모르는 답답한 상태가 된다.

이 상태는 신생아 때 겪었던 '부교감 쇼크'를 신경계가 계속적으로 재현하는 결과다. 즉 성인이지만 신경계는 아직도 '신생아 단계'를 벗어나지 못하고 있는 것이다.

CST 바이오다이나믹스에서는 아이든 성인이든 현재의 신경계가 가진 패턴을 정확하게 파악하여 신경계에 발생한 비정상적인 패턴을 탁월하게 관리할 수 있다.

신경계에 껌 딱지처럼 붙어있는 '비정상적인 패턴'은 다시 한 번 신경계가 초기 모드로 성공적으로 돌아가는 경험을 이끌어냄으로써 쇼크 상태에서 벗어날 수 있도록 도와줄 수 있다.

이 모든 것은 뇌척수액의 수직 파동을 통한 거대한 물결의 흐름이 두개천골계를 거침없이 통과할 때 쇼크 상태가 해소되며 신선하고 새롭게 처음 계획했던 프로그램으로 리셋하게 된다.

어떤 것에도 우리 몸은 한계를 두지 않고 재생하고 복원할 수 있는 무한한 능력이 있다. CST는 바로 그 능력에 대한 작업이다.

한때 뇌세포는 재생이 안된다면서 CST 세션을 통해 뇌세포가 재생된 우리의 경험이 무시를 당한 시절이 있었다.

하지만 지금은 어떠한가….

뇌 세포도 재생될 수 있다고 말하고 있지 않은가!

손으로 이미 느끼고 있는 진실을 현대 문명은 이제서야 '맞다'라고 뒤 장단을 맞추고 있다. 하지만 어떤가. 그 모든 것은 필요에 의해서 일어난다.

● CST 간 세션 : 뱃속 태아 시절부터 쌓았던 스트레스 해독

뱃속 아기는 엄마로부터 살아가기 위한 모든 영양분을 공급 받는다.

엄마가 먹는 모든 음식들이 뱃속 아기의 음식이 된다.

엄마가 좋은 음식을 먹으면 아기도 좋은 영양분을 공급 받을 수 있고 엄마가 나쁜 음식을 먹으면 아기는 선택의 여지가 없다.

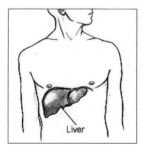

요즘은 시대적 환경의 특성상 엄마가 뱃속 아기를 위해 아무리 좋은 음식을 먹는다 하여도 오염된 토양과 공기, 물속에서 자란 음식의 재료들이 어떤 영양분을 아기들에게 전해 줄지 예측 불허다.

뱃속 아기는 임신 3개월 즈음에 거의 형성이 마무

리되어 4개월 때 완전히 기능을 하는 태반을 통해 주로 영양분을 공급받고 노폐물을 배출하는데 태반은 바로 태아의 간이 발달할 때까지 그 기능을 대신한다고 여기면 되겠다.

간이 발달하여 태반을 통해 공급된 영양분을 태아가 충분히 해독할 정도가 되면 태아는 마치 이중 필터로 엄마로부터 공급되는 영양분 속에서 불필요한 노폐물들을 제거하고 필요한 것만 득할 수 있다. 태반을 통해 공급된 혈액 속에는 영양분 뿐만 아니라 호르몬, 산소, 비타민 그리고 각종 바이러스와 박테리아로 가득하다.

문제는…. 태반의 필터로도 걸러지지 않는 것들이 바로 태아의 간으로 직행한다는 것에 있다. 주로 위험한 중금속들이 용케도 태반의 필터를 빠져나가는데 이런 류들은 태아의 간으로도 해독하기 어렵다.

그 뿐인가, 엄마가 겪게 되는 각종 사소하고도 다양한 스트레스로 인해 분출되는 호르몬-특히 아드레날린-으로 인해 태아의 혈액 또한 엄마만큼 탁해지면서 그 수치는 엄마의 6배에 달한다고 한다. 즉 엄마가 1의 스트레스를 받으면 태아는 6의 스트레스에 노출된다는 뜻이다.

탯줄을 통해 태아에게 공급된 탁한 혈액을 정화하기 위해 뱃속에서부터 '간'이 과로를 하고 되면 출생 후에도 신생아의 간 기능이 많이 떨어져 쉽게 질병에 노출되기 쉽다. 면역 체계가 현저하게 떨어지고 '열'에 과민해져 '뇌'를 불안하게 만든다.

상황이 이러하니 요즘 아이들이 면역계가 약하고 주의력이 떨어지는 것은 어쩜 당연한 일인지도 모르겠다.

CST 바이오다이나믹스에서는 뱃속에서부터 과로한 간을 편안하게 쉴 수 있도록 간에서 발생하는 생명의 호흡을 감지한다.

피로한 간, 흥분된 간, 다소 부은 간이 부드러운 손의 접촉을 통해 '뉴트랄' 상태가 되면 원래의 건강하고 힘찬 간의 호흡 운동성이 시작된다.

CST 바이오다이나믹스의 '간 세션'을 통해 우리는 눈병이 난 아이가 간 세션 후 바로 다음 날 눈의 염증이 깨끗하게 사라지는 것을 보았고 간 세션을 통해 감기가 한 번 걸리면 1달이 가는 아이가 1주일도 안되서 깨끗하게 낫는 것을 보았고 간 세션을 통해 우리는 분노에 찬 과거의 기억이 해소되면서 평생을 눌러왔던 피로감이 사라진 성인 고객을 보았다.

물론 간 세션에는 쓸개 또한 포함되어 있으며 간 세션은 심장에도 영향을 미쳐 심장이 편안해지는 것을 보았다. 간의 운동성을 감지하는 것만으로도 몸에서 일어나는 치유 혜택은 과히 '종합 선물' 수준이다.

보통 CST '간 세션'은 성인의 경우 3회 세션을 3일 연이어 하며 필요할 때만 할 뿐 상용하는 테크닉은 아님을 알아 두었음 한다.

간 세션을 통해 간이 편안해지면 무의식의 '분노'라는 감정이… 무의식의 '화'라는 감정이 사그라들면서 아이들이 편안해지고 얼굴색이 맑아진다.

맑아진 얼굴만큼이나 '뇌'도 맑아지고 편안해진다.

● CST 신장 세션 : 태아 시절 마음의 불안과 공포 해소

간의 피로를 육체적 피로라 하면 신장의 피로는 감정적 피로라고 간단히 구분해 볼 수 있겠다. 인간이 종족 보존과 자신의 보호하기 위한 장치로 만들어진 감정은 바로 '두려움과 공포'다.

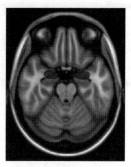

〈 편도체의 모습 〉

두려움과 공포가 없다면 우리는 쉽게 위험에 노출되어 다윈의 진화론처럼 호모 사피엔스를 거쳐 지금의 유희를 즐기는 인간 호모 루덴스까지의 진전은 꿈꾸지 못했을 것이다. 다행히도 인간의 뇌에는 '파충류의 뇌'라고 불리는 대뇌변연계에 감정을 담당하는 아몬드처럼 생긴 편도체가 바로 이 감정' '두려움과 공포'를 통해 종족 보존의 목적을 실현하고 우리가 안전하게 살아갈 수 있는 안전 장치 역할을 하고 있다.

보통 편도체에 들어온 두려움과 공포는 시상 하부에서 처리하게 되는데 주로 교감 신경계가 활성화되고 뇌하수체는 그에 합당한 호르몬을 분비하게 된다. 교감 신경계의 활성화로 부신 수질에서는 아드레날린이 분비가 되면서 위협에 대응한다.

적당한 자극은 몸에 좋다. 하지만 이 자극이 감당할 수 없는 수준에 이르면 몸에 무리가 오고 '죽음에 대한 위협'이 해소가 되지 않는다. 편도체를 자극하는 두려움과 공포의 자극이 과도해지면 그 과도한 만큼 아드레날린이 분비된다.

아드레날린의 폭발적인 분비는 결국 태아의 신장을 몹시도 자극하게 된다. 하여 출생 트라우마나 태아 트라우마에서 '신장 세션'을 하는 이유도 출생 시 발생하는 위협적인 환경-제왕 절개 시 갑자기 들어오는 밝은 빛, 엄마로부터의 분리, 겸자와 베큠 분만 시 느껴지는 생명의 위협-과 태아 때 엄마가 느낀 두려움과 위협-금전적인 문제, 개 짖는 소리, 불이 날 뻔한 아찔한 경험 등-에서 느껴질 두려움과 공포로 신장과 편도체 그리고 자율 신경계가 과도하게 자극을 받아 몹시도 피곤한 상태로 태어나기 때문이다.

신장이 피곤해지면 뇌도 피곤해진다. 극심한 감정으로 발생한 '신장의 과로'를 풀어주고 신경계의 경직된 패턴도 이완시켜주는 '신장 세션'! 간 세션과 함께 '출생 & 태아 트라우마" 해소를 위해 가장 각광받는 세션이면서 동시에 모든 현대인들이 필요로 하는 세션이 되었다.

CST 신장 세션은 '간 세션' 보다 고난도의 감지술이 요구되는 세션이다. 신장 운동성을 감지하는 것은 그리 어려운 일이 아니나 뇌 속의 편도체를 감지하는 것은 '뇌진법' 트레이닝을 받은 후 충분히 경험을 쌓은 다음 끊임없이 연습해야 할 것이다.

신장 세션을 통해 뱃속에 있을 때나 출생 시 느꼈던 두려움과 공포가 싹 가시고 나면 우리는 그 감정 뒤로 감추어진 보송보송한 '본성'을 다시 볼 수 있을 것이다.

하여 CST 세션을 하면 사람이 달라진다.

진정한 자아와 본성이 드러난다.

● "깨어나는 아이"와의 첫 만남, 그 신고식
: 작은 천사가 나를 찾아왔다

부산에서 아들과 함께 한 아버지가 우리 아카데미를 찾아오셨다.

그것도 '두개천골요법'을 받기 위해서란다.

때는 1998년, 비디가 막 논현동에 아카데미를 개원했다.

발을 만지는 여자를 97년도에 출판한 후 그 여세를 몰아 다음 해에 아카데미를 개원했으니 당연히 아카데미를 찾는 대부분의 고객들은 '발반사요법'을 받기 위해서다.

하지만 부자는 내게 '두개천골요법'을 청하고 있다.

책 속에 소개된 두개천골요법을 읽고 마음에 와 닿는 것이 있어 아들에게 도움이 될 것 같아 부산서 그 먼 길을 오셨다. 아이는 세션 테이블을 보자 마자 울기 시작하더니 기어이 세션룸으로 들어오지 않겠다고 버티며 세션문을 붙잡고 늘어지기 시작했다. 나는 그 광경을 멀그니 보고만 있었을 뿐 달리 어찌해야 될지를 몰랐다.

아이 세션을 해 본적이 없는 CST 초심자에 불과했던 내 눈에는 떼 쓰는 아이와 억지로 아이를 밀어 넣는 아빠와 얼빠진 CST 전문가만 있을 뿐이었다. 하지만 나는 언제나처럼 내 본능이 내 직관이 일러 주는 대로 움직였다. 아이를 억지로 세션을 할 수는 없다.

CST는 미세한 운동성을 감지해야 하는 섬세한 감지 기술이라 저렇게 떼를 쓰고 몸을 뒤트는 아이의 몸에서 어떻게 운동성과 접촉을 할 수 있단 말인가.

나는 조용히 아이의 이름을 불렀다.

아이는 눈에 눈물이 가득 찬 채 그렁거리는 눈물 너머로 나를 보면서 흐느껴 울었다.

그 울음은 거의 공포에 가까운 울음이라 나는 아이 아빠에게 아이가 우는 이유가 무엇이냐고 물었다.

아이는 한 손으로 아이의 팔을 움켜쥔 채 내게 말한다.

"하도 침을 맞아서 침대만 봐도 저래 울고 불고 난리라니까예"

그러시더니 아이를 번쩍 들어 세션 테이블에 눕히신다.

누운 채로 겁에 질려 울고 있는 아이를 머리맡에 앉아 내려다보고 있는데 그 광경이 어찌나 구슬프든지…

나는 그저 아이의 이름을 부르며 머리를 쓰다듬어주었다.

한 손은 아이의 가슴에 터치한 채…

아이가 불안한 듯 하여 아빠께 아이의 손을 잡아 주라 일러 놓고 아이가 내가 '절대로 침을 놓지 않는 사람'으로 인식시키기 위해 한동안 머리맡에 앉아 아무것도 하지 않았다.

아이의 울음이 잦아지면서 가슴께에 올려놓은 내 손이 따뜻해서인지 아이가 스르르 잠이 들었다.

아빠에게 아이의 손을 놓으라 눈짓을 하고 잠든 아이의 몸에 미동도 없이 앉아 두개천골계에서 만들어 내는 운동성에 접촉하기 시작했다.

나는 이렇게 나를 찾아온 '어린 천사'와의 세션에 첫 데뷔를 했고 신고식을 멋지게 수행해냄으로써 '자신감'으로 내 속이 꽉 차기 시작했다.

아이 전문이라고 간판을 붙여놓은 것도 아닌데 어떻게들 아시고 아이들의 고사리 손을 부여잡고 오시는 부모님들이 늘어나면서 우리는 운 좋게도 98년부터 "깨어나는 아이들"에 대한 살아있는 경험을 쌓으면서 아이들에 대한 충분한 노하우를 가지게 되었다.

이제는 아이들이 읽힌다.

● 세션을 놀이처럼… 깊은 교감 형성을 위한 첫 단계

지금 깨어나고 있는 아이들은 대부분 머리가 뜨겁고 불안정하여 쉽게 집중하지 못할 뿐만 아니라 가만히 있기에는 너무나 불안하다.

때로는 의기소침하여 말 한마디도 안 할 뿐더러 눈조차 마주치지 않고 아예 아카데미에 들어오려 하지 않는다.

그런 아이들이 우리를 처음 대면하는 날, 갑자기 얌전해지거나 용감해지기를 바라는 것은 사막에서 오아시스를 찾는 것처럼 힘든 일이다.

그럼에도 불구하고 요즘 우리 아카데미에서는 '오아시스'를 찾는 일이 잦아지고 있다.

예상치도 못하게 아이들이 우리와 새로운 환경에 빠르게 적응하는 기현상을 보이고 있으니….

최근의 일은 잠시 접어 두고 그간 우리가 '깨어나는 아이들' 프로그램을 진행할 때 일상적으로 행하는 패턴을 보여드리면!

그 전에 우리가 전제로 하고 있는 것은, **"아이들 세션을 억지로 하지 않는다"**이다. 하여 '깨어나는 아이들 프로그램'에 참가하는 모든 아이들에게는 특권이 주어진다.

3회에서 길게는 10회까지 '세션을 놀이처럼 한다!'

처음 온 아이들은 일단 아이의 엄마나 아빠가 리서치를 작성하시는 동안 그들의 호기심을 충분히 채울 수 있도록 그냥 아카데미라는 공간에 풀어 둔다. 물론 옆에서 부모님들께서 이것 저것 제지를 하시지만 리서치에 있는 질문에 답을 하시느라 그것마저도 여의치 않다는 것을 우리는 알고 있다.

"그냥 두세요, 저희가 보고 있으니까요!"

라고 말씀 드리면 그제서야 리서치 작성에 몰두하시는 부모님들!

아이들은 여기 저기 신나게 뛰어다니면서 만지고 뒤지고 들여다 본다. 우리가 정해 놓은 한계선을 벗어나지 않는 범위 내에서 우리는 아이들의 행동반경을 지켜보고 가늠해 본다.

아이가 우리가 말하는 것에 반응을 하든 안 하든 우리는 일단, 우리가 원하는 것을 정확하게 알려주고 우리고 하고자 하는 것도 알려 준다. 그리고 동의를 요청한다.

쉽게 응하는 아이는 바로 세션 테이블로 올라갈 수 있고 그렇지 않은 아이들은 조금 더 시간을 두고 우리가 정해 놓은 '선' 안으로 들어올 때 까지 고요히 기다린다. 그 사이에 우리는 아이가 좋아하는 것과 싫어하는 것들에 대한 분별심이 생기고 반응하는 단어와 애착을 가진 물건들에 대한 다양한 정보를 가지게 된다.

세션을 놀이처럼 하면서…

3회에서5회 정도의 만남을 통해 우리는 끊임없이 아이들의 몸에 슬쩍슬쩍 접촉을 시도하며 앞으로 우리가 접촉해야 될 부위이며 이 곳을 통해 더욱 '건강'해질 수 있다라고 친절하게 설명해 준다.

터치를 싫어하던 아이들도 점점 부드럽고 따뜻한 터치에 익숙해지면서 우리의 손길을 자연스럽게 받아들인다. 이런 아이들은 3회에서 5회 정도의 세션에서 곧 세션 테이블에 세션을 위한 정석 포지션을 취할 수 있게 된다. 그 다음 모든 것이 시간대로 진행되고 아이는 시간의 흐름대로 서서히 깨어나게 된다. 문제는 세션 테이블에 올라가는 것을 극도로 거부하고 공포스러워 하는 경우다.

이런 경우는 조금 더 시간이 걸리지만 우리는 아예 소파에서 책 한 권을 들고 아이에게 책을 읽어 주면서 한 손은 아이의 천골에 접촉한 채 운동성을 감지하는 진기 명기를 펼친다. 아이의 천골에 스틸이 형성되면 갑자기 아이가 잠이 쏟아져 몸을 주체할 수 없게 되고 그 상태로 잠이 든다.

그럼 우리는 그 자리에서 머리에 터치를 하고 세션을 하게 되는데 아

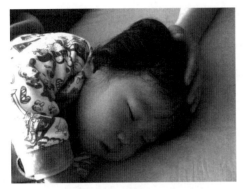

〈 편안하게 잠을 자는 아이에게 세션 하는 중 〉

이가 이런 상태를 몇 번 겪고 나면 결국 침대처럼 보이는 세션 테이블을 마다하지 않게 된다.

이 경우도 참으로 쉬운 경우다.

절대로 잠을 자지 않는 경우 우리는 아이가 좋아하는 놀이를 처음에는 세션 테이블에서 멀찌감치 떨어진 데서 하다 점점 그 간격을 좁히기 시작한다.

그리고 가끔씩 우리가 세션 테이블 위에서 편하게 앉아 있는 모습을 보여주면서 세션 테이블이 결코 위험하지 않다는 것을 짐짓 증명해 보이곤 한다. 간격이 점점 좁아질수록 아이가 '경계심'을 발동하지만 그간 매번 세션 테이블에 오르락 내리락 하는 우리 모습을 보아온지라 살짝 넘어가기도 한다.

그러다 어느 날…. 우리는 아이가 경계심을 품을 틈도 없이 놀이판을 세션 테이블에 깔아놓고 아무 생각 없이 그저 아이를 그곳으로 부른다. 아이도 아무 생각 없이 올라와 게임을 즐긴다.

마음속으로는 쾌재를 부르지만 속마음을 절대로 들켜서는 안된다.

우리는 세션 테이블에 올라온 성공은 잠시 뒤로 두고 아이에게 세션 테이블에서 편안하게 눕는 방법을 가르치기 시작한다. 다음은 마찬가지로 시간의 순서대로 모든 것이 저절로 진행되기 시작한다.

아이들을 억지로 눕혀서 세션을 하지 않는 이유는, CST는 신경계에 대한 작업이다.

자신의 몸을 '적'에게 맡겼다 생각하면 어떤 사람도 그 자리고 박차고 도망쳐 나오고 싶을 것이다.

"깨어나는 아이들"이 가진 신경계 패턴은 대부분 자신의 파워를 제대로 발휘하지 못해 자율 신경계의 한쪽 면이 과다하게 활성화된 상태이기 때문에 억지로 뭔가를 한다는 것은 다시 한 번 아이들에게 쇼크를 주는 것이 된다.

아이들은 다 알아듣는다. 단지 시간이 필요하다.

첫 단추를 채우기 위해 시간이 조금 필요하긴 하지만 일단 첫 단추가 채워지면 아이들이 깨어나는 것은 '시간' 문제다.

이 글을 쓰는 동안 우리 손을 거쳐간 수 많은 아이들의 생각이 한꺼번에 몰려온다. 그 아이들은 이미 깨어났다!

● 자폐증, 발달 장애를 일으키는 7가지 타입의 SBJ 변이

아이들이 오면 나도 모르게 습관적으로 손이 아이들의 뒤통수 쪽으로 간다. 그리고 한 번 쑥 훑어 내린다. 뒤통수가 올바르게 자리하고 있는지 한쪽으로 치우쳐 있는지 훑어 내린 손바닥은 정보를 그대로 내게 알려 준다.

SBJ, PATTERN	Dysfunction
Flexion Lesion	골반과 요추의 불안정성 근골격계의 일시적인 문제 발생 내분비 계통의 장애, 재발되는 부비강염(sinusitis), 코 알 레르기(nasal allergy)
Extension Lesion	두통, 편두통 내분비 문제가 적다.
Side-Bending & Torsion	신경근골격계 통증 증후군 : 두통, 내분비 장애, 시각 운동 장애(motor disturbance) 코와 상부 호흡기 알레르기 악관절 장애 치아 부정 교합(dental malocclusion) - 천골 : 일차적 근원인 골반 또는 요통 문제 발생
SBJ Lateral Strain	무기력 상태 유발 두개천골계의 일차적인 문제 : 외상의 결과 - 출생 과정에서의 외상 - 예전의 머리 외상 봉합 장애, 비정상적 경막 긴장 사시, 학습 장애, 독서 장애, 성격 장애, 뇌성 마비
SBJ Vertical Strain	심각하게 무기력하고 쇠약한 상태 외상에 의한 결과 심각한 두통, 성격 이상, 부비강염 내분비계의 심각한 장애 시각 문제 발생
SBJ Compression	우울증 : 내성적 신경적 우울증 상태 (endogenous depressive neurotic condition) 좌골 신경통, 소아 자폐증, 알레르기 상태의 잠재적 병인

아이들이 특이하게도 후두부가 한쪽으로 쏠려있는 경우가 많고 부모님들도 아이들의 뒤통수가 그러하다는 사실을 잘 알고 있는 듯하다. 후두부가 한쪽으로 치우쳐 있다는 것은 두개골의 가장 핵심 뼈인 '접형골'에 변이 현상이 일어난 것을 의미한다.

● SBJ 변이 패턴

CST에서는 접형골과 후두골 간의 미세한 변이 현상으로 인해 자폐증과 발달 장애가 발생한다는 견해가 지배적이다. 대부분 출생 시 발생하는 SBJ 변이가 가장 치명적이며 교정하는데 상당한 시간이 요구된다.

'깨어나는 아이들'이 공통적으로 보여주는 패턴은 SBJ 변이 패턴 중 "라터럴 스트레인"이 가장 많은 것 같다. 물론 변이 패턴이 복합적으로 일어나 있는 경우도 많지만 그중 가장 뚜렷한 패턴이 아이의 시스템을 지배한다.

접형골과 후두골 사이에는 신께서 많이 움직이는데 쓰라고 주신 쿠션, 디스크가 있다. 두개골 내의 유일한 디스크 '유리 연골 관절'을 가진 SBJ는, 출생 시 매우 보드랍고 연약하여 베큠 분만이나 겸자 분만 시 쉽게 압박을 받거나 외측이나 수직으로 변이가 생길 수 있다.

출생 때 발생하지 않는 '라트랄 스트레인'의 경우 대부분 오랜 기간 한쪽으로 기울어 앉거나 몸을 대각선으로 지속적으로 틀고 앉았을 때 발생하는 것을 보았으며 교통사고도 주된 요인으로 작용한다. 출생 때 발생하지 않는 '라트랄 스트레인'과 출생 시 발생한 '라트랄 스테르인'에는 큰 차이가 있다.

출생 시 발생한 '라트랄 스트레인'은 아이의 평생을 영향을 미치며 아이의 자아를 흩트리고 신경계를 무너뜨리는 반면 자세나 사고에 의한 '라트랄 스트레인'은 육체적 통증이나 불편함이 더욱 가중할 뿐 '자아'는 온전한 상태다. 물론 신경질이 늘고 스트레스에 약하며 예민해질 수도 있다.

CST는 누구에게나 조금씩 일어나고 있는 SBJ 변이를 섬세한 교정술로 방향을 제시함으로써 SBJ의 뒤틀린 구조가 자연스럽게 돌아올 수 있도록 도와준다. 그럼에도 불구하고 우리가 접형골 터치를 나중으로 미루는 이유는 태어날 때 이곳을 강하게 압박받았던 아이들은 손가락이 직접 닿지 않아도 압박감을 느끼며 민감하게 반응한다.

잠을 깊이 자고 있는 아이라도 접형골에 터치를 하면 느닷없이 눈을 뜨는 아이들을 볼 때마다 전문가들은 SBJ의 특별함을 느끼곤 하는데, 아이들을 위해 반드시 접촉해야 할 성지처럼 우리는 인내심을 가지고 지속적인 접촉 시도를 통해 드디어 성지에 입성을 하게 된다.

깨어나는 아이들의 접형골과 후두골은 마치 기름을 하나도 안 쳐 겨우 겨우 **뻑뻑거리며** 돌아가는 톱니바퀴같다. SBJ에 스틸 상태가 형성되면 주변에 자연 치유력을 가진 '물'이 모이게 마련이다.

이 물은 톱니바퀴에 윤활유가 되어 줄 것이며 그 윤활유로 톱니바퀴는 태어나서 처음으로 부드럽게 감아 올리고 풀어 내리면서 생명의 물을 펌프질 하게 될 것이다.

SBJ 변이 패턴을 해소하는 것은 '깨어나는 아이들'에게 반드시 필요한 테크닉임에는 틀림이 없으며 변이 패턴을 해소하기 위해서는 CST 전문가 트레이닝를 수료하고 충분히 경험을 쌓은 노련한 전문가의 기술이 필요하다.

본 아카데미에서는 CST 오리지널 전문가 코스 레벨2에 해당하는 테크닉이니 '깨어나는 아이들'을 맡길 때는 반드시 아이가 교감을 잘 형성하는 전문가와 SBJ 변이 패턴을 정확하게 감지하고 충분히 교정할 수 있는 숙련된 전문가를 선택하시길 다시 한 번 부탁 드린다. SBJ 나비가 날갯짓을 하듯 두 개의 뼈가 각기 다른 방향으로 자유롭게 날아갈 때 생명의 꽃이 환하게 피어난다….

… 깨어나는 아이들의 신경 프로그램에 관하여

아이들 세션을 하다 보면 진작에 문제는 '부모님'에게 있는 것을 많이 본다. 아이들에겐 아무런 문제가 없다. 이 말이 무슨 말인고 하니…

아이들이 빨리 나아야죠 하면서 아이들의 치유 과정을 위해 우리의 조력자 역할을 하고 계실 거라고 철석같이 믿고 있던 부모님들이 방해

꿈으로 나타날 때가 있단 말이다. 아이들이 목적을 가지고 방방 뛰거나 집중을 못하고 먼 산을 보며 딴 짓을 하지 않는다.

아이들의 시스템이 그렇게 구성되었기 때문에 아이들은 그 프로그램대로 움직이고 있는 것이다. 부모님들의 안타까운 심정을 모르는 바는 아니나 아이들 세션 프로그램을 진행하다 보면 우리는 점점 좋아지는 아이들에 비해 점점 시들시들 지쳐가는 부모님들을 보게 된다.

아이들의 시스템은 열이 빠져나가고 쇼크가 해소되면 신경계의 신경 회로들이 다시 연결되어 원래의 오리지널 프로그램을 형성하기 시작한다. 갑자기 아이들이 말이 늘거나 안 하던 고마운 짓을 하기 시작하고 예상치도 못한 질문을 함으로써 엄마를 놀래키거나 학교에서 아무도 100점을 받지 못하는 받아쓰기나 한자 쓰기를 100점을 받아 아이가 반에서 칭찬을 한 몸에 받는다든가…. 옛날에는 꿈도 꾸지 못한 일들이 현실에서 일어난다.

아이들의 신경계가 재구성되기 시작하는 것이다. 아이들의 신경계가 재구성되고 신경 회로가 다시 만들어지고 있다는 것을 직접 체험하는 것은 경이로운 일이다.

신기하지만 당연한 일이다. 이 모든 것들은 시간의 흐름에 따라 일어나기에 그저 우리는 기다리면 된다. 하지만 부모님들께서는 막 찬란히 꽃을 피우기 시작하는 아이들의 '신경계 재구성기'에 느닷없이 천덕꾸러기로 등장할 때가 있으니 우리로서는 믿는 도끼에 발등이 찍기는 느낌이랄까.

갑자기 어디서 무슨 이야기를 들으시고서는- 분명 자신의 아이를 비하하거나 비교하는- 이유를 모르는 아이를 닦달하거나 야단을 친다. 또는 자신의 개인적인 감정을 아이에게 화풀이하듯 풀고 나면 아이들의 신경계는 그 변수를 이겨내지 못하고 다시 무너져 내리는 것을 여러 차례 보아왔다.

어디 그 뿐인가 부모님의 부모님이 자신에게 행했던 몹쓸 행동들을 마치 대물림을 하듯 아이에게 똑같이 해 줄 때가 있다. 그것도 자신이 그토록 싫어하던 부모님의 모습을 자신이 재현하고 있다는 사실을 모르는 채 말이다. 이 어이없는 일들이 반복적으로 일어나면 아이들의 신경계는 갈팡질팡하게 된다.

부모님들의 감정선이 아이들에게는 큰 '변수'다. 그래서 우리는 '깨어나는 아이' 프로그램을 진행하면서 반드시 부모님들께서도 세션을 3회 정도 함께 받을 것을 권한다. 아이가 진정 좋아지려면 진정 부모님께서 함께 좋아져야 한다. 그 동안 아이를 위해 헌신해 온 자신의 삶을 되돌아보면 지금 무너져선 안될 일이다.

그 삶이 결코 희생이 되어선 안되기 때문에 부모님들께서는 자신을 위해 많은 보상과 감사를 전해야 할 것이다. 그래야 아이들에게 쌓였던 분노를 폭발하지 않으니까!

좋은 것은 아이부터가 아니라 이제부터라도 좋은 것은 부모님 자신부터 챙기자! 아이들이 더욱 크게 성장하려고 쭉 뻗을 때 부모님들은 아이들의 튼튼한 디딤돌이 되어 줘야 한다. 아이들은 CST 세션을 하지 않아도 생물학적으로 성장할수록 그 나이에 걸맞게 성장하는 무엇인가가 있다.

거기에 CST는 그 성장을 더욱 돋보이게 만들고 깨어나지 않은 프로그램들을 다시 깨워 재구성할 수 있도록 도와주며 잃어버린 시간을 보상하기 위해서라도 우리는 시간의 흐름을 따라 바지런히 재미있게 달려가야 한다.

지금 생물학적 나이로 초등학교 3학년인 아이가 엄마 뱃속에서부터 무척 힘들었던 데다 태어날 때부터 엄마로부터 떨어져 있어 신경계가 몹시 혼란스러워 그만 3살 때 즈음 해야 할 일들을 깜빡 잊고 말았다. CST 세션을 하는 동안 아이의 프로그램은 깜빡 잊었던 3살배기 여자아이가 해야 할 행동 패턴을 초등학교 3학년 때 재현하기 시작했다. 그 나이에 해 보지 못했던 것은 시간이 지나서도 프로그램이 깨어나면 해 보고 지나갈 일이다.

해 보고 나면 다음 프로그램으로 넘어간다.

머리가 뜨겁고 사방에서 들려오는 소리에 정신이 없고 보이는 사물이 너무나 무시무시할 때 제대로 해 보지 못했던 나이에 맞는 행동 패턴 프로그램을 아이들은 현재의 생물학적 나이와 상관없이 진행시킨다.

그 다음 다시 넘어간다. 우리는 이 프로그램들이 시간대로 배열되어 있기도 하고 또 건너뛰기도 하는 것을 보아왔다. 온 인류가 갖고 있는 공통된 프로그램처럼 잃은 버린 시간을 보상하기 위해 현재 시간에서 과거의 행동 패턴을 마무리함으로써 프로그램을 종료시키는 것 같다.

동시에 현재의 나이에 맞는 행동 패턴에 대한 프로그램이 형성된다. 모든 것이 동시다발적으로 차원을 달리하여 일어나는 것만 같다. 마치 홀로그램을 들여다 보고 있는 듯 아이들을 보고 있으면 그 속의 미래가 훤히 보이는 것이다.

4
PART

CST 효과

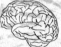

VIDHI & KHAN CST

CST 세션 프로그램에 참가하신 대한 민국의 아들과 딸들은 CST를 통해 받은 혜택을 그들의 부모님과 공유하고파 부모님들께 넌지시 'CST'에 대한 간략 설명과 세션을 한 번 받아볼 것을 종용하게 된다. '건강에 좋다'라는 감언에 별 생각 없이 오시는 어르신들도 있지만 종교적인 관점에서 근거 없이 거부하시는 분들도 계신다.

다행히 호기심이라도 발동하여 찾아오신 분들은 100% 첫 세션부터 깊은 잠에 빠지지만 결코 잠이 든 적이 없노라며 잠결에 흐트러지신 머릿결이며 옷 매무새를 고치시곤 하시는데, CST 세션을 받고 나면 언제나 정확하게 딱 2 부류로 나뉘어진다.

못 느끼거나 열광하거나….

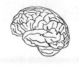

CST의 효과

많이들 궁금하실 것이다. CST의 효과가 무엇인지….

치유는 기본이고 더불어 '덤'으로 얻는 효과가 공통적으로 있어 그 중 몇 개를 골라 적어 보았다. 이 챕터에서는 CST 세션 프로그램 참가를 위해 상담 전화를 해 오신 많은 분들의 공통된 질문과 그 질문에 우리가 채 하지 못했던 많은 메시지 또한 과감히 담았다.

얼굴이 보이지 않는 전화선 너머의 소중한 분들께 그간 다하지 못했던 이야기들을 이 공간을 빌어 풀어 보일 테니 상담하고픈 일이 있으실 땐 꼭 참고하시길 바란다.

몸을 치유하려고 노력하시는 많은 분들의 여정에는 적지 않게 많은 난관과 장애물들을 만난다. 그 난관과 장애물 또한 다 자신이 만든 것이니 남 탓(병원, 한의원, 기 치료 기타 등등 그간 전전했던 많은 치료 기관들)을 할 것이 아니라 그 에너지를 자신의 치유에 쓰시길 바라며, CST를 만났을 때 다시 활짝 웃기를 기대해 본다.

○○○ 도 낫나요?

물론이다. 안 낫는 게 어디 있겠는가… 명색에 CST는 자연 요법 중에서도 명품 자연 요법이다!

모든 자연 요법들은 몸이 '자연스럽게 살지 않아서' '자연을 거슬려서' 몸에 병이 났다고 생각한다. 그렇게 생긴 병이 어떤 이름이건 간에 '자연스럽게 살고' '자연을 거슬리지 않게 살면' 당연히 낫게 된다. 허니 낫지 않을 병이 자연 요법에서 어디 있겠는가!

언제나 상담을 목적으로 전화를 거신 분들께서는 공간을 초월하여 약속이라도 한 듯이 한 목소리로 물으신다.

"두통도 낫나요?"

"소뇌 위축증도 낫나요?"

"허리 디스크도 낫나요?"

우리 마음 속의 답은 언제나 100% 확실하다, YES!

하지만… 우리는 절대로 '예스'라고 답하지 않는다.

우리는 이렇게 답할 뿐이다.

"치유될 가능성이 있습니다!"

왜냐고 물으신다면 이렇게 말하고 싶다.

모든 자연 치유 요법가 혹은 치유사들은 치유가 일어나도록 도와주는 사람에 불과하다. 결국 치유는 고객 자신의 몸에서 일어나는 것이다. 다시 말해 우리가 치유를 하는 것이 아니라 치유가 일어날 수 있도록 치유 환경을 창조할 수 있는 전문가들이며 몸에서 일어나는 모든 치유 활동을 보고 듣고 감지할 수 있는 사람들이니 어떤 병은 낫고 어떤 병은 안 나을 수가 없다는 이야기다.

결국 병이 낫고 안 낫고는 그 병을 가진 사람의 '마음'에 달려 있다.

그럼에도 불구하고 마음이 허약해진 그 기운을 우리 전문가들은 달래고 북돋워 주어 '치유의 장'을 펼쳐 그 속에서 스스로 치유가 일어날 수 있도록 도와준다.

CST 세션은 "이미 치유와 건강은 지금, 여기에 일어나고 있다"라는 전제하에 시작된다. 고객이 오신 그 순간부터 치유장은 형성되고 이미 치유는 일어나고 있는 것이다. 이미 일어나고 있는 치유와 건강을 부정하고 받아들이지 않는 것은 고객 자신임에도 불구하고 우리에게 묻는다. 언제나…

"○○○도 나을까요?"

물론 낫는다. 이미 치유되고 있으니까….

지금 당신에게 가장 필요한 것은 '진정 치유되기를 바라는 마음'과 '치유되고 있음'을 받아들이는 마음이다.

● 얼마나 받으면 나을까요?

물론 많이 받으면 가장 확실해진다. 그럼에도 불구하고 현실은 시도 때도 없이 언제나 CST 세션을 받을 수 있는 여건을 허락치 않기에 고객들께서는 언제나 '얼마나 받으면 나을까요?'라는 질문을 집요하게 묻는다.

'얼마나 받으면 나을까요?'에 대한 성의 있는 답변을 위해 우리 아카데미는 'CST 리딩 세션'을 한다.

평가 세션으로 리딩 세션은 말 그대로 몸의 물 흐름을 읽어서 현재의 불균형한 상태가 기인한 원인과 불균형이 어느 정도 해소되기 위해 필요한 기간을 가늠하는 것이다. 요즘은 몸들이 많이 독해졌다.

2000년이 되기 전만 해도 "목 디스크가 세션 3번 받고 나았다고 해서 저도 왔는데요." 라는 소리를 들을 수 있었건만….

아직도 누가 우리에게서 세션 3번을 받고 목 디스크가 나았는지 알 수는 없지만 그 시기에는 내가 놀랄 만큼 많은 고객 분들께서 CST 세션을 통해 기적적인 치유 사례가 많이 일어났었다. 하지만 그것도 이제는 추억이다.

우리가 마주하는 요즘의 몸들은 아주 복잡 미묘하게 균형이 깨져 있는데다 풍부한 감성의 소유와 자신의 의지와 상관없는 환경의 변화 등으로 치유의 기간이 더 길어지고 있는 양상이다.

치유는 늘 일어나고 있음에도 불구하고 '변수'가 너무 많다. 그리고 그 변수를 잘 이겨내지 못하는 '약한 마음'이 더욱 그 변수를 가중시키고 있고 너무 많은 건강 지식으로 몸들이 여기 저기서 잦은 손길과 양약, 한약, 건강 식품 등의 복용으로 아주 아주 복잡해졌다.

몇 년에 걸쳐 진행된 복잡 미묘한 몸 상태를 불과 몇 달만에 혹은 몇 일만에 낫겠다고 큰소리를 내는 고객들과는 세션 프로그램을 진행할 수 없다.

그런 급박한 마음은 CST 세션에서 금물이다. CST는 자율 신경계와 미묘한 물의 흐름을 다루는 일이라 급한 마음은 물의 흐름을 방해하고 더욱 많은 변수를 일으켜서 종국에는 치유의 안정권으로 접어드는데 장애물이 된다. 10년에 걸쳐 생긴 병을 고치려면 10년이 걸리고 1년 정도 걸린 병은 고치는데 1년은 필요하다는 말이 있다.

CST 세션 프로그램을 통해 이 기간을 단축시키는 것은 얼마든지 가능하다. 고객들께서 CST 세션 프로그램을 잘 따라오시고 우리가 원하는 생활 패턴을 지킨다면!

몸이 병든 것은 병든 생활을 했기 때문이다. 하여 CST 세션 프로그램의 기간을 단축시키기 위해서는 '병든 생활 패턴'의 청산이 불가피하다. 그렇다면 생활 패턴은 얼마나 걸리면 바꿀 수 있을까!

이것이 바로 우리의 대답이다.

생활 패턴을 바꾸는데 필요한 기간만큼이나 CST 세션도 필요하다. 물론 'CST 리딩 세션'을 통해 우리는 고객들에게 간단히 브리핑을 하고 필요한 기간을 세션 횟수로 말씀 드린다. 우리가 제안하는 세션 횟수는 대부분 최소한의 횟수다. 최소한 그 정도의 세션 횟수여야 어느 정도 몸과 마음이 편안해지는 수준에 들어오는 것이며 거기에는 변수에 의한 기복은 언급되지 않는다.

CST 세션은 몸이 아픈 사람이건 몸이 건강한 사람이든 누구나 받을 수 있다. 자연 요법들의 궁극적인 목적은 '예방'이다.

몸이 병들기 전에 미리미리 관리를 하여 몸을 건강하게 지키는 것이다. 하지만 지금은 어떠한가. 예방 의학은 오로지 '정기 건강 검진'뿐이다. 몸이 아프다는 신호를 보내지 않으면 병원에 갈 일도 없을 뿐더러 몸이 아픈 신호를 받지 않아 너무 늦게 병원을 찾으면 병원에서 더 이상 손을 쓰지 못할 때도 있다.

몸이 아프든 아프지 않든 미리 몸을 점검하고 관리하는 것은 몸을 가진 인간으로써 마땅히 해야 할 의무여야 한다.

우리는 몸으로 느끼고 몸으로 배우고 몸에서 살다 떠난다. 몸을 소유하지 않았다면 의학도 필요치 않았을 뿐더러 모든 세상의 자연 요법들도 출현하지 못했을 터다. 우리는 오감을 소유한 몸을 가진 인간이기에 모든 것은 경험할 수 있고 그 경험을 통해 인생을 배우고 종국에 필요한 '깨달음'을 얻게 된다.

"얼마나 받으면 나을까요…"

이 질문을 이해하지 못해서도 아니고 이 질문에 대한 답을 갖고 있지 않아서도 아니다. 이 질문 뒷면에서 느껴지는 '아픈 몸의 거추장스러움'과 '자기 연민' 현재 몸에 대한 부정'이 우리를 씁쓸하게 만들 뿐이다. 아픈 몸 안에 도사리고 있는 거대한 '치유의 힘'을 기억하게 하는 것, 그것이 바로 우리가 할 일이다. '얼마나 받으면 기억할까요?'라고 살짝 질문을 바꿔 보면 답은 금방 나온다.

Healing story

방금도 한 통의 전화를 받았다.

이제는 너무나 많이 지치고 힘들어서 믿고 몸을 맡기기도 힘들다는 여성 내담자의 이야기를 들으면서 마음이 너무 아프지만 그간의 경험 또한 그녀가 선택한 것이다.

천안의 모 한의원에서 140여 회가 넘는 명칭이 정확하게 무엇인지 밝히지 않은, 하지만 TMJ 관련한 자연 요법과 다양한 트리트먼트를 받았지만 아무런 효과가 없었다고 한다.

우리를 찾아오시는 대부분의 고객 분들께서도 그녀와 비슷한 처지에서 오셨다 CST에 매료되어 마니아가 되셨다. 그녀도 그렇게 되지 말라는 법이 있나.

나는 그녀에게 CST 리딩 세션으로 경험을 해 보고 느껴보라 권했다. 아니다 싶으면 과감히 'No'라고 말하고 기다 싶으면 온몸을 던져야 한다.

어정쩡한 마음으로는 몸의 깊은 곳으로 우리가 닿을 수 없으니까….

vidhikhan

● 못 느끼거나 열광하거나

CST 세션 프로그램에 참가하신 대한 민국의 아들과 딸들은 CST 를 통해 받은 혜택을 그들의 부모님과 공유하고파 부모님들께 넌지시 'CST'에 대한 간략 설명과 세션을 한 번 받아볼 것을 종용하게 된다. '건강에 좋다'라는 감언에 별 생각 없이 오시는 어르신들도 있지만 종교적인 관점에서 근거 없이 거부하시는 분들도 계신다.

다행히 호기심이라도 발동하여 찾아오신 분들은 100% 첫 세션부터 깊은 잠에 빠지시지만 결코 잠이 든 적이 없노라며 잠결에 흐트러지신 머릿결이며 옷 매무새를 고치시곤 하시는데, CST 세션을 받고 나면 언제나 정확하게 딱 2 부류로 나뉘어진다.

못 느끼거나 열광하거나….

대부분의 어르신들께서는 뭔지는 잘 모르겠지만 어찌되었건 자식들의 성화에 일단은 받겠노라고 다짐을 하고 마지못해 오시다 3회 정도의 세션이 진행된 후부터 뭔가를 느끼기 시작하신다.

잠이 깊어지고 아프던 곳의 통증이 줄어들고 뭔지는 모르지만 좋다라고 느끼신다. 언제나 내 손이 닿으며 '아이구 시원하다 아이구 시원하다'라고 말씀하시던 어르신이 생각난다. 당신은 항상 세션을 받고 나면 '시원하다'라고 말씀하시면서 늘 둘째 아드님을 걱정하셨다.

당신의 아들도 이 세션을 받았음 좋겠는데 하시면서 언제나 내게 손이 따듯해서 좋다고 생글생글 웃어 주셨는데 지금은 세월이 많이 흘렀다. 당신께서는 지금 육체를 떠나 빛으로 돌아가셨고 아직도 그곳에서 내 손이 그리울지 가끔 궁금해진다. 어찌되었건 자연 치유가로서 우리 세션을 좋아하시는 고객은 대환영이다.

그럼에도 불구하고 밝음이 있음 어둠이 있고 아침이 있으면 밤이 오듯이 세상의 균형이라도 잡을 기세로 세션에 영 기별이 안 가는 고객들도 있으니….

그 고객들을 통해서는 우리는 더욱 겸손해지고 겸허해지며 현실을 직시하게 되고 더 나아가 더욱 스스로를 매진하도록 다독이게 된다.

세션을 받은 후에도 '잘 모르겠다'로 일관하시거나 '잠을 자서 잘 모르겠는데…'라고 말씀하시거나 '잠은 뭐 집에서 자도 되는 거 아닌가' 하시면서 CST 세션을 통해 일어난 모든 영양가 있는 치유의 혜택을 내치실 때는 다소 야속할지언정 그래도 내 손을 받아 줘서 고마울 따름이다.

치유의 영양가가 어딜 가겠는가.

고스란히 내 손길이 거쳐간 몸속에 남게 된다.

비록 지금은 그 무엇에 가려져 느끼지 못하시더라도 지인의 소개로 오셨든 자식들의 성화에 오셨든 CST라는 단어를 알게 된 것만으로도 무한히 영광스럽고 CST를 통해 비디와 칸이 대면할 기회를 주신 것도 고마울 뿐이다.

그래도 우리는 참으로 복이 많은 사람들이다.

CST에 열광하여 10년 지기 고객으로 지금껏 인연을 맺어 오고 있는 소중한 분들께서 벌써 손가락 10개로도 모자랄 만큼 늘어나고 있다. 고객이라는 다소 거리감 있는 이름임에도 불구하고 지금은 그 세월만큼이나 정도 쌓여 '가족'이라는 에너지 장이 형성되었다.

고객이라는 이름의 가족…. 몸 공부를 하는 사람들에게는 이들만한 재산이 있을까…. 하여 비디와 칸은 재산 중의 으뜸 재산, 사람 재산을 쌓고 또 쌓고 있으니 그 복 많음의 기쁨을 더욱 깊은 CST 공부를 통해 모조리 보답하고자 한다.

아이가 아프면 새벽이라도 병원에 가지 않고 우리에게로 달려오고 싶다는 아이 엄마….

할 수만 있다면 우리 아카데미에 입원이라도 하고 싶다는 이 여사님!

자동차 사고가 났다며 바로 아카데미로 와서 몸을 안정시키고 싶다는 오 선생님….

우리에게 넘치는 사랑을 베푸는 고객이라는 이름의 '가족'이 있어 오늘도 우리는 무심한 표정으로 세션 후에 우리를 대하시는 CST 초짜 고객님을 활짝 웃는 얼굴로 싱글벙글 대할 수 있다. 그 무심한 표정 뒤로 어떤 진심된 모습이 숨어 있을까 호기심을 느끼면서….

집안의 어르신을 모시고 오는 일은 참으로 미묘한 일이다. 여기 저기 아픈 곳이 많은 만큼 가야 할 병원도 많다. 병원도 이젠 지겨워서 못 갈 즈음에 이르면 그 무서운 침도 마다 않고 맞게 되는 것이 어르신들이 겪게 되는 요즘의 일상인 듯 하다.

CST를 찾는 분들 중에 특히 CST와 코드가 잘 맞는 분들은 '통증을 싫어하는 분'들이다. 통증이 싫어 병원에 가서 주사도 못 맞고 한의원 가서 침도 못 맞고 뜸도 못 뜨며 부황은 아주 자지러진다. 그런데 요놈… CST는 용하게도 아프게 하는 것도 없이 손만 딱 대고 있는데 잠이 솔솔 오는가 싶더니 자고 일어나면 몸이 거뜬해지고 통증도 가신다.

허리 디스크 수술로 걷는 것조차 불편하셨던 고객의 아버지께서 드디어 그간의 있었던 따님의 요청을 수락하여 아카데미로 오셨다. 거동이 많이 불편하셔서 여러 사람의 도움이 필요했지만 그래도 따님의 말을 믿으시고 그 믿음으로 우리를 한 번 믿어봐 주시겠다고 오셨으니 송구스럽다. 편안하게 누울 수 있도록 베개와 쿠션으로 세션 준비를 하고 세션이 끝난 후에 별 말씀 없이 무심히 나서시기를 벌써 4회째 되는 날!

한결 발걸음이 가벼워지고 얼굴색이 좋아지신 아버지께서는 세션을 받으시는 동안 깊이 잠이 드셨다. 그 사이 함께 오신 어머니께서 넌지시 내게 이렇게 말씀하신다.

"한 번, 두 번 받고서는 잘 모르겠다고 하시더라구… 그러더니 3번을 받고 나시더니 이젠 알겠다는 게야. 뭔가가 느껴진다는 거지… 통증도 가시고 허리에 힘도 생기고 이제는 아예 여기로 빨리 오자고 보챈다니까 ㅎㅎㅎ"

하고 웃으시는 모습에 나도 절로 기분이 좋아졌다.

아버지께서 CST 3회 차만에 뭔가를 느꼈다는 말씀에 집안 식구들이 더 흥분들 하신다. CST를 받으셨던 나의 고객 사촌께서는 한 7회 즈음 넘어갈 때 뭔가가 있긴 있구나라고 느끼기 시작했는데 아버지는 3회만에 '감'을 잡으셨다고 하니 다들 놀라실 수밖에! 몸 깊은 곳에서 일어나는 치유의 기운을 알아차리는 기쁨! 느껴 보셨음 좋겠다!!

● 자꾸자꾸 젊어지네

"아내의 미모는 남편의 재력에 달려 있다잖아~"

결혼기념일을 맞아 칸과 함께 간 일본 여행에서 5쌍의 신혼 팀을 만났는데 그 중 한 팀의 아내가 이렇게 남편에게 소리를 지르는 것이 아닌가….

아내의 미모가 남편의 재력에 달려있다는 다소 엉뚱한 주장이 그리 억측은 아닌 듯하고 말 뒤에 빛나는 강력한 메시지는 5쌍의 모든 남편들을 자극시키기에 충분하였다. 남편의 재력이 왜 아내의 미모를 만드는지 칸을 향해 물음표를 던지니 칸은 간단히 답한다.

"그럼요, 돈 많이 들지요~"

하면서 나를 보며 눈을 징긋거리는데 5쌍의 신혼 팀은 갑자기 웅성거리며 한결같이 아내들이 남편들을 치면서 타박을 하는 거다. 이런 진풍경이 펼쳐진 데는 이들이 우리를 신혼부부로 착각하고 설왕설래를 하면서부터다. 우리는 결혼 몇 년 차 구혼 부부이며 결혼기념일 때문에 여행을 왔다고 소개를 하니 그들의 아내들이 내가 너무 젊어 보인다는 둥, 피부가 좋다는 둥 비결이 뭐냐고 묻더니 그 다음 그 폭탄 같은 발언을 대구 신혼 팀이 발설을 한 것이다.

칸은 마치 재력으로 내 젊음이 유지되는 듯 짐짓 신혼 팀 아내들과 맞장구를 쳤지만 그것은 어림도 없는 소리였다.

"산책 열심히 하면 되요~"

라고 말하는 나의 목소리는 나보다 한참 어린 그녀의 매서운 통찰력에 묻혀 아무도 듣지 못했다.

"그게 뭐 돈으로 다 되는 것도 아이고… 맘이 편해야죠~ 알겠나! 내는 벌써부터 맘이 안 편한데 내 괜히 결혼 한 거 아인가 모르겠다. 지금부터 벌써 늙는 거 같거든!!!"

그녀는 다시 한 번 젊음의 요인을 간략하게 내뱉음으로써 주변을 평정하였다. 과히 맞는 말이다….

맘이 편해야 젊어지지 돈이 다는 아니지 않은가….

주변에서 웃음이 터져 나왔지만 나는 그녀의 말이 진리다라는 생각이 들면서 고개가 끄덕여졌다.

CST 세션 프로그램 참가를 하고 있는 우리 고객 분들께서도 나의 경우처럼 세션을 받은 지 얼마되지 않아 주변으로부터 한결같은 소리를 듣기 시작한다. 한 고객 분께서는 동창회를 갔더니 예전에는 동기보다 나이가 더 들어 보여 동창회 때 마다 신경이 쓰였는데 이번에는 역전을 하셨단다.

동기들이 모두 "와~ 너 갑자기 왜 이렇게 젊어졌니? 뭘 했길래…."

하면서 일제히 관심과 질시를 눈길을 보내 잠시 당황스러우셨단다.

60세를 훨씬 넘기신 한 고객 분께서는 가족 모임이 많으신데 오랜만에 만난 친척들이 "젊어 보인다."라고 하면서 그 비결을 물으셨단다.

"무슨 좋은 약을 먹는 거냐, 혼자 먹지 말고 나눠 먹자~"라며 하도 성화셔서 CST에 대해 설명해 보려 하였으나 너무도 막막하여 대충 얼버무리셨다는데 기분만은 엄청 좋으셨단다. CST 세션 후 '젊어 보임'에 대한 증거는 책 한 권으로 따로 쓸 만큼 넘친다. '젊어 보임'은 CST 세션을 받으면 마치 우리가 먹으면 배설을 해야 하듯 인과의 법칙처럼 자연스러운 귀결이다.

15년 전에 나를 보신 한 지인이 15년 후에 나를 보시고서는 내 동생인 줄 착각했다는 소리를 들었다. 다행히 나는 여동생이 없어 15년 전에 보신 나도 나이고 지금 본 나도 나임을 알리는 데는 큰 어려움이 없었으며 그런 말들은 CST을 내가 제대로 행하고 있음을 외부의 시각을 통해 알아차리게 되는 좋은 조언이 된다.

자, 그렇다면 CST를 받으면 '젊어지는 이유'가 무엇일까, 아니 그 전에 '늙어감' 혹은 '노화'란 무엇을 의미하는 것인지 알아보자.

● **젊음의 묘약, 뇌척수액**

CST 관점에서 노화란…. '물이 점점 줄어드는 것'이다.

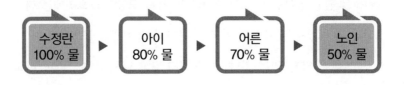

우리는 나이가 들수록 점점 몸 안의 물이 줄어든다. 태어나면서부터 노화가 진행되고 있다고 해도 과언이 아닐 정도로 몸 안의 물은 우리의 '젊음'을 유지시켜주는 '젊음의 묘약'이다. 수분이 점점 말라 간다는 것은 바로 죽음을 향해 나아가는 것이요, 노화의 치열한 과정이 진행되고 있음이다.

식물을 보라. 튼튼한 나무나 꽃들은 물기를 머금고 아주 싱싱하지만 죽어 가는 나무나 꽃들은 말라 버리고 있다. 어떤 '죽음'에도 물은 용납되지 않는다.

죽음은 바로 몸 안의 모든 '물'이 밖으로 나오는 과정이며 그 과정이 끝나면 우리는 죽음으로의 이동이 완성되는 것이다. 나이가 들어갈수록 몸의 수분이 줄면 가장 먼저 나타나는 것이 '주름'이다.

피부에도 주름이 생기지만 몸 내부 장기에도 주름이 생기고 뇌막에도 주름이 생기고 몸 안팎으로 주름이 생기면서 노화가 진행된다. 주름이 생기는 곳은 수분이 모자랄 뿐만 아니라 공급이 어려워 영양분 공급 또한 부족해지기 마련이다. 주름이 생기면 그 속에 찌꺼기가 끼여 더욱 노화를 앞당기게 된다.

하지만 몸 안의 물이 풍부하고 순환이 잘 된다면 수분이 빠져나간 세포에 촉촉하게 물을 공급해 주고 영양분을 보충해 주어 다시 탄력 있고 통통한 세포로 '회춘'할 것이다. 우리는 살아있는 동안 얼마든지 다시 '젊어질 수 있는 묘약'을 몸 안에 갖고 있다.

바로 '물'이다. (물이라고 해서 먹는 물을 말하는 것이 아니니 부디

적당하게 물을 마시길 바란다)

CST 세션을 받으면 축축한 피부에 생기가 돌고 다시 젊어지기 시작하는 이유가 바로 젊음의 묘약 '물'을 다스리기 때문이다. 우리 몸 안을 순환하는 모든 물의 종류-혈액, 소변, 눈물, 조직액, 방수액, 림프액, 체액 등등-는 수정란의 물에서 만들어진 것이다. 하여 그 '물'을 다스림으로써 '젊음'은 보장될 수 있으니 수정란의 물이 바로 '젊음의 묘약'을 담은 비밀인 셈이다.

CST에서는 수정란에서 처음 발생한 생명의 호흡 즉 생명의 물이 일으키는 숨결을 감지할 수 있고 그 숨결을 감지함으로써 제대로 숨을 쉬지 못하는 곳에 '숨결'이 다시 살아날 수 있도록 도와준다. (주름이 많은 곳에는 대부분 생명의 호흡이 약하다. 즉, 물이 많이 없다.)

생명의 호흡이 시작되면 '생명의 성분'을 담뿍 담은 물들이 모이기 시작한다. 생명의 물은 갈증으로 쩍쩍 갈라지던 온 몸의 세포를 촉촉하게 적셔 준다. 생명의 물 안에 들은 생명의 성분을 벌컥벌컥 들이마신 세포는 '이제야 좀 살 것 같다'라고 생각하며 깊고 깊은 휴식을 취한다.

한숨 푹 잘 잔 아이처럼 깊은 휴식에서 깨어난 세포의 뽀송뽀송하고 탄력적인 면모!

다시 태어난 듯 세포는 빛이 나기 시작한다.

풍요로운 물의 샤워는 곧 빛의 샤워로 바뀌어 '젊음'이 되니 그 속에서 탄력적인 높은 공명의 '생명의 싹'이 유지된다. CST 관점에서는 결코

'노화'란 있을 수 없다. 언제나 생명의 물결을 손끝으로 느낌으로써 '젊음'의 강력한 고리를 손가락에 말아 쥐고 있으니….

● 수술 없는 성형

"CST를 받으면 얼굴도 작아지나요?"

무슨 소린가 하고 고개를 들어 얼굴을 바라보니 약간은 상기된 밝은 표정으로 나를 보고 계신다.

"순환이 잘 되면 저절로 골격이 야물어져서 얼굴이 작아지기도 하죠!"

역시 사람은 친구들을 오랜만에 만나 보아야 한다.

그동안 자신이 일구어 왔던 일들의 성과를 객관적으로 확실히 말해 주는 사람들이 바로 '오랜만에' 만나는 친구들이나 친척 혹은 동료들이다. 친구들의 한결같은 '평가', '얼굴이 작아졌다'는 소리에 우리 고객께서는 그간 멀리서 CST를 받으러 온 고생이 저 멀리 달아나 버리는 것처럼 보였다

그녀는 '얼굴 작아지게 만들기'를 위해 CST를 받은 것은 아니지만 부정 교합이 있던 턱 교정이 시스템의 물 순환과 SBJ 교정을 통해 자연스럽게 해소되면서 얼굴선이 살아나고 탄탄해졌다. 내 눈에는 얼굴의 중

심선이 제자리로 돌아와 야물어진 얼굴이 앙증맞게 드러나고 있는 고객의 모습만 보인다. 생각해 보면 늘 부어 있던 얼굴이 점점 지금의 '야물어진 얼굴'로 변화되고 있었음에 틀림이 없다.

CST 세션을 통해 몸의 물 순환이 좋아지고 변이된 구조가 자연스럽게 재구성이 되면 내부에서 조금씩 뒤틀린 티슈들이 물기를 머금고 천천히 중심선으로 돌아오기 시작한다. 몸이 똑바로 서니까 얼굴선이 서고 얼굴선이 서니까 얼굴이 산다.

영국에서는 한 때 CST를 '수술 없는 성형 수술'로 대서특필을 한 적이 있다. 아카데미를 개원한 후에 끊임없이 들어오는 상담 중에 하나가 바로 '얼굴 축소'나 '광대뼈 축소'다.

우리가 성형 외과가 아닌 다음에야 어떻게 얼굴을 축소하고 광대뼈를 축소할 수 있단 말인가. 우리가 할 수 있는 일은 몸 내부를 순환하고 있는 물의 흐름을 감지하거나 뼈와 근육의 운동성을 감지하는 일일뿐!

하여 우리는 '얼굴 축소'나 '광대뼈 축소'와 같은 에스테틱한 상담을 의논하러 오신 분들께 가장 먼저 "만약 CST 리딩 세션을 통해 안면골과 특히 광대뼈의 운동성이 나쁘거나 좋지 않다면" 이라는 전제 조건을 말씀 드린다.

CST 관점에서는 뼈가 정상적인 운동성을 갖고 있는 상태에서 얼굴이 남들보다 크다면 우리가 할 수 있는 일은 없다.

광대뼈도 마찬가지다.

광대뼈의 운동성이 정상적이라면 CST로 무엇을 할 수 있단 말인가!

에스테틱 관련 내담자들은 대부분 성질이 급한 듯하다. 당장 얼굴뼈를 비틀고 광대뼈를 짓이겨서라도 작게 만들어 달란다.

하지만 그것은 우리 전문 분야가 아닐 뿐더러 그들의 요청은 CST로 응답 되어질 수 없다. 상황이 이러하다 보니 우리는 저절로 에스테틱 관련 상담을 멀리하게 되고 처음부터 'No'라고 냉정하게 말하게 된다. 급하게 서둘러 일어난 모든 것에는 '빨리 허물어지는' 뭔가가 숨어 있다. 밥에 뜸을 들이듯이 낮은 불에서 천천히 은근하게 익어가야 온전한 '치유'의 맛을 느낄 수 있는 법이다. '얼굴 축소'나 '광대뼈 축소' 다음으로 이어지는 랭킹 2위에 해당 상담은 바로 '두상 교정'에 대한 것이다. (뒤통수가 납작하거나 뒤통수가 틀어진 경우 그리고 볼록한 뼈가 나온 경우)

아이들 세션을 하다 보면 우리는 종종 아이들의 비틀어진 뒤통수가 중앙으로 예쁘게 돌아온 것을 많이 보게 된다. 매번 아이들의 뒤통수를 습관처럼 만져 보는 우리는 매 세션 때마다 후두부의 모양새를 체크하곤 하는데 신기하게도 아이들의 두개골은 머리 쪽의 물 흐름이 좋아지는 것만큼 변이가 교정되는 것을 본다.

직접적인 두개골 교정을 하지 않았음에도 후두부가 중앙으로 돌아오는 것을 보면 물의 흐름이 좋아지면 인체의 모든 구조가 중심선으로 돌아와 재정렬을 하게 되는 것임에 틀림없다.

얼굴 모양새나 두개골 모양새의 변화는 외부에서 확실히 눈으로 볼

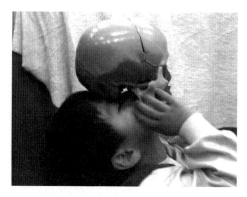

〈 아이들은 예쁜 두개골과 쉽게 친해진다 〉

수 있는 것이라 받는 사람도 놀라고 세션 전문가도 놀라는 특별한 이벤트다.

한 번은 아이 하나가 뒤통수에 혹이 나온 것처럼 **뼈**가 한쪽으로 볼록하게 튀어나와 엄마가 놀래서 전화를 한 적이 있다. 아이는 CST 베이비인데다 태어난 후에도 CST를 받은 경험이 있는 터라 4회 정도의 세션만으로도 볼록한 **뼈**가 들어가면서 뒤통수가 다시 예쁘게 자리 잡았다.

태어났을 때 그 동그랗게 예뻤던 머리 모양새가 어쩌다 한쪽으로 볼록 튀어나오게 되었는지 모르지만 친할머니가 아이 머리를 쓰다듬다 발견한 모양이다. CST가 뭐라고 하시던 할머니도 아이의 머리가 다시 정상적으로 돌아온 것을 보더니 놀라우면서도 기쁘셨나 보다.

내게 "아유 고마워요." 하신다.

내가 한 것이 뭐 있나 그저 아이의 머리 쪽에서 중심선을 흐르는 물의 흐름을 지켜보고 물의 흐름이 좋아질 때까지 기다린 것뿐이다.

모든 것은 아이의 머리가 혼자서 한 것일 뿐!

두개골 교정에 대한 성공적이고도 놀라운 임상 사례는 셀 수 없을 정도다. 병원에서처럼 튀어난 **뼈**를 깍지도 않았는데 볼록한 **뼈**가 어디로 갔는지 저절로 원래의 동그란 뒤통수가 된다. 하지만 재밌는 것은 이 성공적이고 놀라운 임상 사례는 '두상 교정'을 목적으로 오신 분들에게는 빨리 일어나지 않는다는 것이다.

왜일까⋯. 위의 CST 베이비의 경우는 예외다. 그 아이는 이미 CST를 뱃속에서부터 익혔음으로⋯. 대부분 비틀어졌거나 납작한 뒤통수가 다시 예쁘게 동글동글해진 사례는 '깨어나는 아이들 프로그램'에 참가하고 있는 아이들이나 허리 디스크, 기타 신체 부정형 증후군 때문에 오신 경우다. 목적이 '두상 교정'에 있는 것이 아니다 보니 엄마나 아이 혹은 고객들은 두개골 형태나 얼굴 모양새에 큰 관심이 없으며⋯ 관심이 없다 보니 긴장도 크지 않다.

바로 '긴장하지 않음'! 그것이 경이로운 '두상 교정'의 기적을 일으킨 근원적 파워가 아닐까. 조금은 비극적인 이야기이긴 하지만 사실이며 현실이다.

우리는 CST 전문가로서 성형 수술 없이도 변이가 일어난 얼굴의 정상적인 복원이나 비틀어진 후두부의 모양새가 다시 돌아온 것을 수 없이 경험하면서 확신하게 되었다.

● 뽀사시한 피부, 샤방샤방

CST 세션을 받고 난 다음 본 얼굴만큼 맑고 환한 얼굴이 있을까….

깊은 잠에서 깨어난 뽀사시한 얼굴에서 빛이 난다. CST 세션을 받기 시작하면 누구나 공통된 소리를 듣게 된다. 얼굴에서 빛이 난다!

그래서인지 고객들께서는 우스개 소리로 세션 비포 & 애프터를 사진으로 찍어서 기록을 남겨야 한다고 주장하신다. 세션 전의 칙칙하고 어두웠던 피부가 세션 후에 얼마나 샤방샤방 뽀사시하게 빛를 내뿜는지 증거 자료가 필요하다는 것이다.

주변에서 갑자기 좋아진 피부 때문에 언제나처럼 비결을 묻는 통에 비디처럼 화장을 전혀 하지 않는 분들은 대답이 궁해진다. 어디 잘 아는 화장품이 있는 것도 아니고 글쎄하고 망설이다 대충 얼버무리고 우리에게로 달려오셔서는,

"제 생각에도 CST 받고 나서부터 자꾸 피부 좋아졌다는 얘기를 들어서, 틀림없이 세션 땜에 좋아진 건 알겠는데요, 자꾸 비결을 물으니까 뭐라고 답을 해야 될지 모르겠어요… 제가 CST를 설명하기엔 어렵고…."

우리도 대답하기 참 어렵다.

피부가 좋아지고 빛이 나는 것은 빛을 담은 물, '뇌척수액'의 순환이 좋아지고 있다는 뜻이다. 뇌척수액의 순환이 좋아지는 것만큼 노폐물은 빨리 제거되고 충분한 영양분을 흡수할 수 있으니까 세포들이 낭창

낭창 기분이 좋아 빛이 날 수밖에!

뇌척수액의 순환은 결국 온 몸의 원활한 물 순환을 가져와 얼굴 뿐만 아니라 온몸이 샤방샤방 빛난다. CST를 받아 피부가 좋아질거라고는 전혀 기대하지 않으셨던 많은 고객들은 '덤'처럼 얻은 효과에 기분이 더욱 우쭐해지신단다. 그러고 보니 CST는 참 대단한 요법이다.

'덤'이 많다!

● 키는 자라고, 살은 적당하게

아카데미에 아이들이 오면 퍼티션을 떠받치고 있는 은색 기둥에 키를 재어 둔다. 매직으로 선을 긋고 그 자리에 아이의 이름을 적는다. 세션을 받으면서 얼마나 키가 자라는지 관찰해 보려함이다. 자라는 아이들은 그렇다 치더라도 어라차차 저건 또 무슨 광경인가.

칸 선생님께서 남자 대학생 한 분을 그 기둥에 세워 두고 키를 재는 것이 아닌가. 뭘 하는 거지, 내 고객이 아니다 보니 가타부타 물어보지도 못했다. 세션을 할 때마다 그 기둥에 키를 재 보는 2사람을 보면서 내 안에도 '키'에 대한 선입견이 있어서인지 내심 '다 큰 대학생이 지금 키가 크면 얼마나 클 거라고 자꾸 키를 재보는 걸까'하는 옹조린 마음이 소리를 내고 있었다. 그럼에도 불구하고 칸 선생님과 그 고객 분께

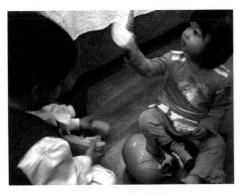

〈 두개골과 뇌 모형으로
놀이를 하고 있는 CST 베이비들 〉

서 희색이 만연하여 '하하하' 웃고 계신다.

병원인지 어딘지 '키'를 재 본 결과 약 '2cm' 정도가 자랐단다.

대단하다. 어디 그 뿐인가. 요즘 아이들은 성장기 때 하도 병원을 찾아 알지 말아야 할 많은 것들을 미리 알아 속앓이를 한다.

한때 유행처럼 번졌던 '성장판' 때문에 아이들이 웃고 울었다. 성장판이 닫혀서 더 이상 키가 자랄 수 없다는 진단을 받고 깊은 실망에 빠진 엄마는 제쳐두고라도 표현은 안 하지만 아이들이 얼마나 속이 상했을까. 성장판이 닫혔다는 진단은 아이들이 겨우 초등학교 4,5학년밖에 되지 않았을 때 나오는 것이라 아이들의 엄마는 결국 '성장'에 좋다는 약이나 종국에는 수술까지 감행한다.

다행히 우리에게 오는 아이들은 '성장판'이 닫혔음에도 불구하고 키가 쑥쑥 자라는 기적을 보여줌으로써 '성장판'에 대한 절대적인 믿음을 불식시키고 '몸의 무한한 가능성'에 대한 새로운 인식을 가져오게 했다.

'성장판'이 닫혔다는 진단을 받았음에도 불구하고 '성장'을 한 아이들과 대학생이 되었는데도 2cm가 자란 케이스를 보면서 '성장' 또한 '마음의 길이'라는 생각이 들었다.

분명 엑스레이를 통해 무릎에 성장판이 닫힌 것이 눈에 보이는데도 아이의 '몸'은 성장하기로 결정하고 성공적으로 성장했다. 마음이 결정을 하고 신경계가 '성장'에 필요한 모든 환경을 조성하였다.

하여 몸은 자랐다.

CST 세션 프로그램에 참가한 아이들은 성장판에 대한 선입견이나 편견은 따윈 없다. 세션이 진행됨에 따라 아이들 몸 내부를 이리저리 조여대는 긴장들이 풀리면서 척추들이 서서히 기지개를 키고 뇌가 유연해짐에 따라 '날씬하게' 아이들의 키를 디자인한다.

물 순환이 잘 되어서인지 통통하고 뚱뚱한 아이들이 눈에 띄게 슬림해진다. CST는 아무래도 '몸 디자이너'가 보다. 외부에서의 변화는 언제나 즐겁다. 그것을 목적으로 온 것이 아님에도 불구하고 변해 가는 아이들이나 성인들을 보면 만족감이 느껴진다.

하지만 우리가 가장 원하는 것은…. '몸 내부의 성장과 슬림'이다.

● 강력한 면역력으로 감기는 이제 그만~

"제가 딴 거는 잘 모르겠는데 CST를 받고 나서부터 아이가 감기에 잘 안 걸려요~ 감기 기운이 있다가도 CST 받고 나면 금방 괜찮아져요! 그래서 옛날 처럼 1년 열두 달 감기 땜에 고생 안 하는 것만으로 만족해요.^^"

"어머…. 그리고 보니 애가 올해는 감기에 안 걸리고 잘 넘어갔네…. 환절기만 되면 콧물 흘리고 눈병 나고… 정말 고생하거든요… 신기하네…."

이제 막 CST 건강 프로그램을 시작하신 엄마들 입에서는 한결같은 피드백이 나온다.

CST 프로그램에 참가하신 목적이 무엇이든 일단!

아이들이 환절기와 겨울에 고생 안하고 무사히 잘 넘어가는 것만으로도 어머니들은 고맙단다.

CST 세션은 인체의 정수, 뇌척수액의 순환을 도와 물이 가진 자정 능력을 우리 몸 내부에도 일어날 수 있도록 도와주고 자정 능력이 생기면 몸 안의 모든 물들이 깨끗해져 면역력이 쑥쑥 자라게 된다.

건강하다는 것의 의미는 바로… 인체가 어떤 상황에서도 강력한 면역력으로 이겨낼 수 있는 힘을 가지는 것이다.

몸은 다양한 정화 활동으로 우리를 몸살이 나게 만들기도 하고 외부에서 들어온 바이러스와 싸우느라 감기에 걸리기도 한다.

면역 시스템이 적군과 싸우느라 열심히 열을 올릴 때 우리 몸은 그저 쉬고 따듯한 물을 마시는 것만으로 몇 일이면 거뜬하게 털고 일어나게 된다.

하지만 요즘은 약 의존도가 너무 높다 보니 면역 시스템들이 게을러져 시도 때도 없이 침범해 오는 외부 침입자들을 시간과 장소에 맞게 딱딱 나서 막아서지도 못하는 천덕꾸러기가 되었다.

면역 시스템을 천덕꾸러기로 만든 것은 바로 우리다.

우리가 우리 몸의 '힘'을 믿지 못하고 너무나 많은 외부의 것에 의존하다 보니 '면역 시스템'이 할 일 없어진 것이다.

할 일이 없으면 저절로 퇴화되는 것이 자연의 이치!

CST는 몸에서 신뢰 지수가 떨어질 대로 떨어진 '면역 시스템'을 흔들어 깨워 그들의 힘을 보여줄 수 있도록 밀어주고 북돋워 준다.

할 수 있다~ 우리는 스스로 우리 몸을 지킬 수 있다!

이렇게 신이 나서 외치는 면역 시스템의 소리….

여러분은 들리는지!

● **몸에 흔적을 남기는 CST!** 언제 받아도 다시 살아나는 효과!

한참 세션을 잘 받다가도 고객들이 이사를 가거나 일이 생겨 못 받는 경우가 생긴다. 게다가 비디칸이 몇 개월간의 긴 여행을 떠나거나-2008년에는 5개월간 인도 여행과 CST 트레이닝과 아트 데라피스트 트레이닝을 받았다- 1주일씩 휴가를 내기라도 하면 자동적으로 CST 세션 프로그램은 잠시 중지된다.

몇 년간 비디칸의 세션 프로그램을 이용하신 'CST 마니아'들은 어련히 비디칸의 휴가 계획을 꿰차고 계시다가 당연히 휴가 기간엔 그들도 다른 일정으로 다른 '삶'의 여유를 즐기신다. 하지만 CST 세션 프로그램을 처음 참가하시는 분들은 세션이 잠시 중지되는 것에 대해 수준 높은 '공포심'을 느끼는 듯하다.

그럴 때 마다 고객들께서 하시는 걱정거리는,

"효과 떨어지면 어떡해요!"이다.

과연 그럴까.

지금 쯤은 다들 깨달으셨을 게다. CST가 효과를 내는데 몇 번 혹은 몇 달을 쉰다고 해서 사라지는 것이 아니라는 것을!

실제로 우리가 관찰해 온 바에 의하면-특히 아이들의 경우-CST를 받지 않는 기간 동안에도 몸은 스스로 '치유 공장'을 오픈하여 그동안 세션 프로그램을 통해 교육된 치유 프로그램을 열심히 가동시킨다. 오히려 물을 만난 물고기처럼, 몸은 쉬는 기간 동안 그간 교육을 받느라 미처 실습을 해 보지 못한 치유 프로그램을 실행이라도 하는 것처럼 많은 변화를 가져온다.

물론 어느 정도 수준에 -피곤해도 잠을 잘 자고 일어나면 회복되는 상태- 이른 몸들이 쉬는 기간 '교정 및 치유'를 더 잘하는 것은 말할 것도 없고 이제 시작한 몸들도 이미 갖고 태어난 '선천적 치유 프로그램'을 생각한다면 훌륭히 잘할 수 있다.

그럼에도 불구하고 우리의 '마음'이 이미 갖고 태어난 프로그램조차도 보지 못하게 막아선다. 몸이 약해지면 마음도 약해지고 마음이 약해지면 몸도 약해지는 법이라 CST 세션 프로그램을 진행하다 보면 '세션'이 힘든 것이 아니라 오히려 '상담'이 더 힘들다는 전문가들의 하소연을 듣게 된다.

몸에서 뭔가가 변하면 마음이 반드시 동한다.

때로는 기쁨으로 노래를 부르지만 때로는 다시 무너지는 마음에 우리 앞에서 눈물을 뚝뚝 흘리는 고객을 마주하게 된다. 그런 고객들의 몸과 마음의 패턴에 맞게 우리 전문가들은 지지해 주고 북돋워 주고 때로는 야무지게 야단도 치면서 그들의 내부 치유 프로그램이 다시는 고객 자신의 마음의 동요와 주변의 방해 공작으로 흐트러지지 않게 단도리를 한다.

하여, 우리는 '효과가 떨어지면 어떡해요.'라며 당황스러워 하는 고객들에게 '경험'의 기회를 제공한다. 경험을 해 보면 그것이 그리 두려워할 일도 아니요, 오히려 몸에게는 큰 기회라는 것을 체득하게 되니까….

처음에는 두렵고 힘들지만 그 다음번에는 억지로 받아들이다 그 다음번에는 덤덤해지고 그 다음에는 아예 다른 약속들을 잡을 때 즈음이면 고객들의 몸과 마음은 우리가 하는 말이 '달콤한 사탕발림'이 아니라는 것을 깨닫게 된다. 대부분의 자연 요법은 세션을 받고 나서 48시간 동안 체내에서 작용을 한다고 한다.

CST의 경우도 48시간이라는 시간 동안 우리가 1시간여 한 세션의 효과가 지속되면서 몸 내부에서는 해야 할 일을 한다. 세션 후 48시간 내에는 가능하면 몸이 치유 활동에 집중할 수 있도록 충분히 쉬고 과로, 과식, 과음을 삼가해야 한다.

48시간 동안 몸이 일구어낸 성공적인 결과가 바로 그 다음날부터 현실 세계에서 드러나면서 고객들은 컨디션이 좋아졌다는 것을 느끼거나 그저 그런 상태, 아니면 점점 컨디션이 떨어져가는 것을 느낄 수 있다. 이런 것을 바로 '치유의 과정 healing process'라 부르며 치유 과정에는 다양한 명현 현상-CST는 물의 흐름에 작용되어서인지 명현 현상이 부드럽고 금단 현상을 줄여 준다는 보고가 많다-이 수반되므로 쉽게 치유의 결과를 장담할 수 없다.

'48시간 작용설'에 의해 세션의 간격을 이틀에 한 번씩 해야 한다는 주장도 있지만 실제로 우리는 세션 초기에 세션 횟수가 빈번하다고 치유가 비례적으로 일어나지는 않는 것을 본 터라 1주일에 1회 정도로 몸을 슬슬 가동시킨 후, 어느 정도 몸이 CST 치유 매카니즘을 이해하고 적응되었을 때에 횟수를 늘린다. 그게 더 효과적이다.

하지만 지금은 바이오다이나믹스의 '무위적 치유 방식'으로 인해 우리는 3회 연속 세션을 행할 수 있는 쾌거를 이루었다.

바이오매카닉 방식은 기계적 교정이라 바이오다이나믹스에 비해 강압적이고 전문가의 직접적인 행함으로 인해 1주일에 1회 1시간 정도의 세션이 보편적이고 고객의 상황에 따라 1주일 2회에서 3회 정도가 적합하다. 바이오다이나믹스 방식으로 인해 우리는 1주일에 1회에서 2회 정도 실시하던 세션 프로그램을 1주일에 3회 연속 세션을 한 후 그 다음주를 쉬거나 혹은 1달에 3회 연속 세션만 해도 같은 치유 효과가 일어나는 것을 보았다.

더욱 효율적이고 효과적인 세션 프로그램 운용으로 인해 우리 고객들께서는 '세션 잠시 쉼'에 대한 걱정 거리가 저절로 떨쳐졌다.

여행을 가시거나 아예 한 달여 외국 가실 일이 있으실 때는 가기 전에 연속 3회 세션을 받고-마치 한 달치를 충전이라도 하듯-기분도 가볍게 해야 할 일에 전념하신다. 아카데미에는 몇 년 만에 다시 세션 프로그램에 참가하기 위해 오시는 고객 분들도 계신다. 연락 한 번 없으시다 불쑥 나타나시지만 그 반가움은 이루 말할 수 없다.

행여 우리가 안부 전화라도 하면 혹시 그것이 '세션을 받으러 왜 안 오세요, 강의는 왜 안 들으세요.'에 대한 무언의 압박으로 느끼실까 웬만하면 우리 쪽에서는 연락을 잘 안 한다. 오랜만에 오신 고객들께서는 몸은 우리의 터치만으로 '살맛'이 난다고 아우성을 지르는 것만 같다.

초기 3회 정도는 몸들이 기지개를 피듯 천천히 CST의 터치와 치유 매카니즘에 눈을 뜨기 시작한다. 답답하고 무거운 몸의 시스템이 그 전에 받았던 CST에 대한 기억 때문에 3회 정도가 지나면 벌써 '티'가 난다.

"난 이미 CST를 받았던 몸이라니까!"

그렇다.

이미 CST 세션을 받았던 몸들은 그리고 CST 세션 중에 깊은 '스틸' 상태를 경험한 몸들은 두개천골계에 프로그램이 각인이 되어 세월이 지난 후에 우리를 만나면 기억을 금방 떠올린다. CST 베이비들의 경우도 엄마 뱃속에서 CST를 받았을 뿐인데도 생후 CST 세션에 금방 효과를 보인다.

하여 몸은 기억한다. 그럼에도 불구하고 CST 세션이 제대로 수행되지 않은 경우 몸에는 'CST 프로그램'이 저장되지 않거나 재부팅에 실패하는 것이 보인다. 아카데미에는 타 센터나 기관에서 CST 세션을 받고 오신 많은 분들이 있는데 흥미로운 점은 몸들이 하나 같이 '스틸' 상태에 대해 까막눈이라는 것이다.

'집안의 기둥 하나를 뽑았다니까'라고 표현하실 정도로 아들의 건강을 위해 물심양면 타 센터에서 CST 세션을 받게 했건만 더 이상의 진전이 없어 우리 아카데미로 찾으신 한 어머니.

6개월여 동안 수십 회 세션의 받은 아들의 몸 내부에는 우리가 봐도 한심할 정도로 '스틸' 상태에 대한 흔적이 거의 없었다.

과연 CST 세션을 하긴 한 것일까….

이런 일들을 여러 번 겪다 보니 우리는 저절로 알아지는 것이 있었다. 역시 CST는 몸에 확실하게 각인되어 프로그램이 입력되면 그것은 세월이 흘러도 같은 자극 '스틸' 상태만 일어나면 다시 깨어날 수 있다는 것이다.

타 기관과 센터에서 행하는 CST가 무엇이든 간에 몸에 남아야 할 CST의 흔적이 없다면 그것은 'CST 전문가'로서 자신이 행하는 CST의 수준과 자신의 역량을 돌아봐야 할 것이다.

CST… 스틸 상태를 통해 몸에 절대로 지워지지 않는 흔적을 남긴다. 여러분이 몇 년이 지나서 우리에게 오더라도 몸은 우리에게 '스틸'을 통해 '헬로우'하며 다시 인사할 것이다.

● CST를 받으면 운이 바뀐다

몸이 아프면 아무것도 못한다. 하던 것도 그만두어야 한다.

CST 세션을 받기 위해 오신 고객들 중에는 몸이 아파 하던 일을 눈물을 머금고 그만 두거나 추진 하던 일이 제대로 되지 않아 그 일로 몸이 아파 아예 그만 두신 분들도 있다.

사연이야 대한 민국 방방 곳곳에 방을 붙여도 모자랄 만큼 많고도 많지만 하던 일을 그만둘 정도로 몸이 아픈 것은 구슬픈 개인사다. 억만 금이 있어도 '건강'을 잃으면 과연 그 억만 금을 가진 행복은 무엇으로 느낄까….

입 맛도 없고 살 맛도 없는 고객들께서 어찌어찌 알아 CST 세션을 시작할 때는 천근만근 무겁던 몸과 마음이 CST를 만나는 날이 지속될수록 조금씩 밥 맛도 생긴다 하고 얼굴상이 좀 펴진다.

세션을 통해 드디어 신경계가 안정되면서 그리도 들들 볶던 '잠'이 편안하게 올 때 고객의 몸에서도 큰 변화가 오기 시작한다.

얼굴색이 환하게 돌아오는가 싶더니 이제는 좀 웃기도 하고…

와, 목소리 한 번 엄청 커졌구나 싶은데 입맛이 도는지 세션 끝난 후 내 놓은 과일이며 떡을 오물 조물 잘도 씹어먹는 걸 보면 이제 몸이 살아났구나 싶다.

그 즈음이 되면 고객들께서는 준비된 연설이 시작된다.

"세션 시간을 좀 조정해야겠는데요, 취업이 되었어요!"

"세션 시간을 좀 조정해야겠는데요, 아르바이트를 시작했어요!"

"세션 시간을 좀 조정해야겠는데요, 전에 했던 사업에 관심이 있는 분이 있어서 사업을 다시 시작…"

와~우! 무슨 일이 생긴 걸까!

몸이 살아난다 싶었더니 고객 분들의 '운'도 덩달아 살아났나 보다!

한결같이 사회의 '일' 전선으로 복귀한다는 선언을 하신다.

역시 건강해져야 '운'이 따른다.

CST를 하면서 우리는 '운 좋아지는 고객 분'들을 통해 우리가 무엇을 해야 하는지 또다시 알아차리게 되었다. 우리는 건강을 잃어 모든 것을 잃어버린 가슴 억눌린 고객들 앞에서 이렇게 말한다.

"건강해져서 자신이 하고 싶은 일을 하면서 살아야 합니다 그리고 행복해져야죠!"

CST는 우리를 찾아오는 모든 분들께 '건강'을 선물함으로써 더욱 강렬해진 '행운'으로 마땅히 누려야 할 '행복'을 펼쳐 보이게 한다.

우리 모두는 행복해지고 싶다.

CST는 그 마음을 꿰뚫고 있음에 틀림이 없다!

● 턱이여 내게로 오라

진정 전문가는 만들어지는 것이다. 그리고 최고의 전문가는 '좋아서 하는 일' '재미나서 하는 일'에 의해 만들어지는 것이다.

CST 전문가로 활동을 시작했을 즈음, CST 필드에서 특정 전문 분야를 가지기 보담 오시는 고객들의 상태에 맞게 세션을 하곤 하였는데 어떤 면에서는 본의 아니게 고객들의 니즈에 의해 그 분야의 전문가로 만들어진 것 같다. 그 분야가 바로 '깨어나는 아이들 프로그램'과 'TMJ 프로그램'이다.

이 두 분야는 내 의도와는 상관없이 찾아오신 고객들의 불편함을 덜어드리고 치유 과정을 안내하는 과정에 내 스스로 눈을 뜬 아주 '재미나는 영역'이었다.

'깨어나는 아이들 프로그램'은 마치 꽁꽁 언 겨울 풍경에 봄이 되면 어디서 솟아났는지 앙상한 나무가지에 옹솔맞게 연두빛 싹들이 돋기 시작하고 어느 순간 온 세상이 연두빛으로 변하는 신비로운 세상을 보는 것만 같다. 꽁꽁 언 듯한 아이들의 세계가 점점 연두빛 봄날의 세계로 전환되어 가는 과정을 바라보는 것은 과히 경이롭다.

그러니 어찌 매료되지 않겠는가,결국 우리를 찾는 '깨어나는 아이들' 덕분에 이 분야에 전문가가 되었고… 'TMJ 프로그램'은 턱 문제로 고생하시는 분들이 많은 반면 내가 한국에 개원을 한 1998년만 해도 TMJ 신드롬이란 단어도 생소하였고 악관절 장애나 부정 교합 등도 표면에 드러날 정도로 많지는 않았던 것 같다.

하지만 세월이 흐르는 만큼 '턱' 때문에 고생하시는 수도 늘었고 찾아오시는 분들 마다 치과나 한의원 등에서 이미 다양한 치료법을 받았으나 효과를 얻지 못해 우리를 찾으셨다. 그 분들의 이야기에서 공통 분모를 찾은 것이 있다면… 턱 치료시 '턱'만 치료했다는 것이다.

CST 관점에서 턱은 안면골과 머리뼈에 걸쳐 있는 뼈이고 측두골과 연결되어 있어 측두골과는 뗄래야 뗄 수 없는 관계이며 턱 안쪽으로는 접형골 익돌기에서 기시한 내, 외측 익돌기 근육들이 접지하고 있기 때문에 접형골과는 보이지 않게 강력하게 연결되어 있다.

그 뿐인가,턱으로 불편해진 그 불편함이 측두골,접형골을 넘어 접형골 몸체에 붙어, 얼굴을 움직이는 서핑 보드를 닮은 날렵한 뼈,서골로 전해져 오니 얼굴라인까지 무너지게 된다. 그러니 '턱의 불편함'은 머리뼈를 지나 얼굴뼈까지 영향을 미치니 결국 근원적 해결은 턱뿐만 아니라 불편함을 일으키는 주범인 핵심 뼈를 찾아야 한다.

요즘은 치과에서 카이로돈틱스라는 방법으로 주변 뼈에 관한 강력한 처방을 내리는 듯하나 CST처럼 뼈의 자연스러운 운동성을 이용하는 것이 아니다 보니 효과가 일시적인 듯하다. 어쨌든 'TMJ 프로그램'

은 자연스레 턱 불편함의 주된 SBJ에 관한 섬세한 교정과 더불어 안면골까지 교정술을 사용하게 되니 얼굴뼈와 더욱 가까워지게 되었다.

머리뼈와 달리 14개의 작은 뼈들로 이루어진 얼굴뼈는 주로 라텍스 글러브를 끼고 입안으로 손가락이 들어가는 기묘한 포지션이 연출되는데 손가락이 입안에 들어가 있는 불편함 속에서 우리 고객들은 내 손가락을 깨물어 가면서까지 깊은 잠 속으로 빠지는 것을 본다.

작은 뼈들에 접촉하여 그 운동성을 감지하고 있노라니 그 재미가 솔솔하기 그지없다. 이 작은 뼈들이 서로 이리 저리 맞물려 있다가 내 손가락이 닿아 그들에게 지금의 패턴이 얼마나 불편한지를 알려주면 꼬물 꼬물 자기 스페이스를 찾아간다. 뼈의 크기는 작지만 그들의 작은 행보가 일으키는 교정 효과는 엄청나다.

나는 얼굴뼈에 접촉하면 할수록 그들이 가진 파워풀한 잠재 능력에 더욱 매료되면서 한동안 턱 문제가 아니어도 오시는 모든 고객들에게 안면골 세션을 행한 적이 있다. 너무 재미있어서 자꾸 하다 보니 '안면골 전문가'가 되어 있는 나 자신을 발견하였다.

지금은 '안면골 교정' 세션을 가장 편안하게 할 수 있는 새로운 포지션까지 계발하여 가장 안정된 자세로 아주 편안하게 세션을 할 수 있는 기반을 마련하였다. 재미 있으니까 저절로 전문가가 된다.

턱이여… 이제 내게로 오라~

● 치과 치료와 CST의 찰떡궁합

이명증, 두통, 안면 마비 등 각기 나타나는 증상은 다른데 그 원인이 하나인 경우가 있다. 우리는 몸의 현 상태를 잘 이해하기 위해 세션을 하기 전에 리딩 세션을 하고 리서치를 한다.

그리고 세션을 하면서 '몸'을 통해 그 원인을 '추적'해 나가는데, 대부분은 고객의 기억을 통해서 그 원인을 추적해 나가는 것이라 일상적이고 뭐 그리 특별하지 않은 것은 리서치에도 적지 않을 뿐더러 고객들은 잘 기억하지도 못한다. 그럼에도 불구하고 세션 프로그램이 진행되는 동안 다양한 각도에서의 질문을 통해 우리가 공통적으로 이르게 되는 유일한 출구는 바로 '치과 작업'이라는 반짝거리는 입구다.

그 단서를 처음 우리에게 제시한 고객은 안면 마비로 병원에서도 특별하게 해 줄 것이 없다 하여 CST를 시작했던 분인데 뇌막의 과다 긴장과 두개골 운동성 가동 범위가 현저히 좁아진 패턴이 '치열 교정' 시 보이는 전형적인 모습이었다.

리서치에서도 '치열 교정'에 대한 언급이 없었던 터라 '무엇' 때문일까를 곰곰이 생각하다 혹시나 하고 물었더니 역시나였다. 초등 학교와 중학교에 걸쳐 거의 5년에 걸쳐 치열 교정을 하셨단다. 그 때만 해도 치열 교정이 보편적이지 않아 기간이 상당히 길었던 것 같다.

그때 제한을 당했던 두개골의 운동성과 뇌막의 긴장이 오늘의 '안면 마비'를 일으킨 주된 원인처럼 보였다. 치열 교정이라는 하나의 주된 요소를 인식하고 나니 한결 몸이 치유에 대한 응답을 잘한다.

두개골의 운동성 가동 범위와 한쪽으로 지나치게 긴장한 뇌막 긴장이 해소되고 나니 안면 마비의 그 멍멍한 기분이 점점 사라지면서 드디어 온 얼굴 전체로 웃음이 퍼질 수 있었다.

이때만 해도 치열 교정을 하신 분들이 많지 않았던 터라 우리는 '치열 교정'이 두개골에 미치는 영향에 대해 그리 크게 인지하지는 않았다. 하지만 고객의 몸들은 끊임없이 '치열 교정'은 물론 임플란트 및 각종 치과 작업 시 발생하는 머리 쪽 긴장에 대해 우리에게 얘기했다.

이명증을 앓고 계시다 역시 병원에서 특별히 할 수 있는 방법이 없어 지인의 소개로 CST 프로그램을 시작하신 멋진 노부인께서는 CST를 받고 얼마 되지 않아 이명증이 살짝 사라지는 기적을 체험하셨다.

흥미롭게도 이 이명증은 남편에게 '이명증이 사라진 것 같아요.'라고 말만 하면 다시 시작되는 기 현상을 보이기도 했다. 이명증이 나타났다 사라졌다 하는 기간을 지나 안정 시기에 이르렀을 때 이명증이 있었던가 싶을 정도로 편안해졌던 우리 고객께서 갑자기 목 통증을 호소하시면서 가끔 귀에서 소리가 난다고 하신다.

오른쪽 측두골 운동성이 불안정하고 뇌막 긴장이 확실히 커졌다. 왜일까···. 세션이 끝난 후 차 한 잔을 마시면서 그 이유를 곰곰이 생각하고 있노라니 마치 내 속마음을 읽으신 듯 '요즘 제가 임플란트 때문에 치과를 다니고 있는데 그게 참 힘드네요, 입 벌리는 것도 힘들고 갔다 오고 나면···. 힘들어요!"

머리 속에 '빙고'라는 단어가 떠올랐다.

역시 두개골 가장 가까운 곳에서 작업을 하는 '치과 작업' 시 고객들의 몸은 언제나 긴장한다. 게다가 치과 작업 시 발생하는 귀 바로 옆에서의 신경을 거슬리는 참기 힘든 소리들, 칙이익 쉬이익~~~

소리만 들어도 목이 저절로 오그라든다는 한 고객의 표현에 우리는 크게 동의한 바 있다. 하여 우리는 치과 작업을 하고 난 다음에는 반드시 CST 세션을 받으라고 권한다. 그 때 그 때 긴장을 해소하지 못하면 쌓이고 쌓여 결국 '머리'쪽으로 와 원인을 알 수 없는 이명증이나 안면 마비, 틱 장애를 일으킬 수 있다.

요즘 아이들은 대부분 '치열 교정'을 한다. 많이 씹지 않아 턱도 없고 덕분에 이빨이 날 자리가 없어 결국 발치를 하고 치열 교정기를 낀다. 치열 교정기를 일단 끼게 되면 상악골과 하악골(턱)의 운동성 가동 범위가 좁아진다.

상악골은 서골을 통해 두개골의 가장 핵심뼈인 접형골과 연결되어 있고 하악골은 두개골의 측두골과 연결되어 있으니 치열 교정을 하는 기간이 길어질수록 그 긴장은 결국 머리뼈와 뇌막 긴장으로 자연스럽게 이동된다.

두개골의 운동 범위가 좁아지면 크라니얼 모션이 자동적으로 작아져 머리에서 꼬리뼈까지 순환하는 뇌척수액의 펌프 운동이 줄어든다.

뇌척수액의 순환이 좋지 못하면 결국 신경계로 긴장이 이동되어 결국 '뇌'가 긴장하게 된다. 이빨을 가지런히 예쁘게 배열을 하기 위해 시행하는 '치열 교정'이지만 그 목적과 달리 몸이 갖게 될 긴장은 상상을 초월한다.

두개골의 운동성이 불안정하고 가동 범위를 넘어가는 특별한 경우 '치열 교정'을 하고 틱 증상이 사라진 경우도 있다. 몇 특별한 경우를 제외하고 '치열 교정' 후 발생하는 후유증은 광범위하다. 이유는 간단하다. 성장하는 시기에 함께 힘차게 운동해야 할 두개골의 운동성을 잡아 버렸기 때문이다. 그렇다면 이미 성장한 어른은 괜찮은가 하면 또 그렇지도 않다. 많은 일을 수행해야 할 어른은 '뇌 건강'을 위해 뇌척수액의 순환이 필수적이다.

하지만 '치열 교정'을 하면 그 순환에 문제가 생긴다. 그것을 인식하든 인식하지 않든… 우리는 치열 교정이나 임플란트, 치과 작업으로 발생하는 그 이후의 후유증을 해소하는데 CST만큼 탁월한 것이 없으며,

치열 교정 중과 끝난 후,

임플란트 작업을 진행 중과 끝난 후,

치과 작업 중,

CST를 함께 시행하면 치과 작업으로 한껏 긴장되어 있는 뇌막 긴장과 두개골의 운동성을 편안하게 만듦으로써 그 후유증을 최소한으로 줄일 수 있다는 것을 터득했다.

하여 치과 작업은 CST와 찰떡 궁합이다.

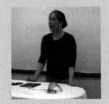

여빈 최숙영

현 분당 소재 비디칸 CST 여빈 아카데미 원장
현 CST 티쳐/기초 강좌, CST 전문가 입문 코스
현 비디칸 CST 전문가 연합회 회장

나는 CST 전문가이다.

CST를 천직으로 삼겠다고 결심하고 분당에 아카데미를 오픈하였다. 그동안 CST에 푹 빠져 살았다. 마치 스펀지가 물을 빨아들이듯 가슴 두근거리며 CST에 관한 책을 읽었고 많은 것들을 CST 관점에서 해석했고 그러면서 세상을 달리 바라보게 되었다.

세션을 하면서 내 손을 통해 온몸으로 전해지는 생명의 느낌은 때로는 두려움으로 때로는 전율로 다가왔다. 참 많이도 가슴이 두근거렸다. 선생님들께(비디 & 칸) 배운 것들, 책에서 설명한 것들이 내 손으로 다가왔을 때 그리고 그것이 점점 확대되어 몸 전체로 느껴질 때, 그것은 무어라 설명할 수 없는 감동이었다. 무엇보다도 감사한 것은, 내 몸을 스스로 터치하면서 전에는 느껴보지 못했던 나의 힘을 알게 된 것이다.

인간이 얼마나 대단한 존재인지 더불어 내가 얼마나 귀한 존재인지 나는 내 손을 통해 느껴보았다.

아카데미에 오는 고객들은 몸이 불편하다. 그래서 우리를 찾는다. 그들은 우리를 통해 자신의 치유력을 찾아낸다.

수년 동안 지속되던 두통이 사라지고, 진통제가 아니면 견딜 수 없었던 생리통이 사라진다. 휘었던 척추가 바로 서고, 막힌 혈관을 대신해 새로운 혈관이 생기기도 한다.

거울을 보며 '당신은 누구세요?'하던 치매 증상이 완화되어 일상생활에 지장이 없게 되기도 했다. 가만히 있지 못하고 아카데미를 휘저어 놓았던 아이가 점잖은 신사가 되었다. 심한 틱 증상을 보이던 아이가 편안해지고, 1급 장애를 가진 아이가 말귀를 알아듣고 심부름을 하기도 한다. 턱관절 통증이 심하여 유산까지 할 정도였던 사람의 얼굴이 아주 편해졌다.

이명증이 심하고 우울증까지 있었던 여자분은 얼굴에 화색이 돌고 목소리 톤이 높아졌다. 참 많은 변화를 보았다.

그러나 이런 일들은 특별한 일이 아니다, CST 세계에서는….

아니 모든 사람의 몸 내부에 존재하는 치유 매카니즘을 이해한다면, 이 정도는 자연스럽게 일어나는 일이다. CST의 효과가 무엇이냐고 물으면 참 머뭇거려진다. 증상에 대해 말한다면 한마디로 말할 수가 없기 때문이다.

내가 생각하는 CST의 가장 큰 효과는 힘이 생기고 그와 더불어 여유가 생긴다는 것이다. 어떤 고객은 '숨통이 트이는 것 같다'고 말한다.

편안하다. 안정감을 느낀다는 것이 공통된 반응이다.

아이들의 행동이 차분해지고, 눈빛이 달라진다.

증상의 변화가 일어나기 전에 이런 미세한 변화가 먼저 일어나는 것 같다. 그러면 그 힘이 알아서 한다.

치유는 자연스러운 것이며 당연한 것이다.

나는 나의 아카데미에 오시는 사람들이 행복하기를 바란다.

CST를 통해 자신의 힘을 알아차리고 자신의 존재의 소중함을 인정하고 삶을 만끽하기를 바란다.

_ 남자의 CST

대한민국 엄마들이 흔히 그렇듯이 나도 남편을 위해서가 아니라 아이들을 위해서 CST를 배웠다. 아이들의 건강하고 공부 잘하는데 도움이 되기를 바라면서, 그래서 주로 아이들에게 세션을 해 주었고 남편은 언제나 뒷전이었다.

남편을 처음 터치하던 날…

그는 5분 정도 지나자 몸이 근지럽다고 그만하라고 했다.

그때만해도 아직 초보였던 나는 이 좋은 것을 거부하다니 오히려 핀잔을 주었다. 그 의미를 몰랐던 것이다. 세션이 계속 되면서 남편은 점점 적응을 하였다. 30분 이상도 잘 참아 주었다.

세션 후 무엇이 좋았냐고 물으면 아무 느낌은 없고 그저 잠을 푹 자는 것 같다고만 말했다.

나는 비교적 남자 고객의 세션을 많이 하게 되었고, 그 분들의 처음 반응도 남편의 반응과 거의 비슷하였다.

몸에 긴장이 많을수록 그 반응이 더 컸다. 긴장이 풀어지는 느낌이 마치 추운 날 밖에 있다 따뜻한 실내로 들어왔을 때 몸이 녹으면 전신이 스멀거리는 느낌이랄까. 잠이 들어 의식이 없어지면 괜찮지만 맨 정신으로 그 느낌을 견디기가 그리 좋지는 않다.

그런데 긴장이 많으면 쉽게 잠이 들지도 않는다. 그러니 첫 세션의 느낌이 편안할 수가 없다. 남자 고객 분들이 의외로 긴장을 풀지 못하는 경우가 많다.

여자 전문가들의 손길이 예민해진 탓도 있지만 내 생각에는 긴장을 풀기 힘든 상황, 다시 말하면 긴장이 고착되어 유연성을 잃은 것 같다. 남자들의 사회 생활은 전쟁터라고 말한다. 긴장을 해야 한다.

이 긴장감이 집에 돌아오면 이완되어 재충전을 하고 다시 사회로 나가야 하는데, 긴장감이 너무 크면 제대로 이완을 못한다. 계속 긴장된 상태로 있다 보면 몸의 이상 신호에도 무감각해져 호미로 막을 것을 가래로 막아야 하는 경우가 생긴다. 뿐만 아니라 두뇌의 활동도 유연하지 못하게 되어 일의 능률성에도 문제가 있을 수 있다.

요즈음 남편은 나의 터치를 잘 받아들이고 있다.

얼굴이 편해지고 화색이 돈다.

나이에 비해 젊어 보인다.

더불어 일도 잘 풀리는 것 같다.

남자들은 아내가 배워서 세션을 해 주면 제일 좋을 것 같다.

CST 테크닉컬 파트

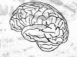

VIDHI & KHAN CST

우리는 눈에 보이지 않는 미세한 생리적 운동성을 감지하여 건강의 균형과 질서를 바로잡는다는 목적으로 한 존재의 육체에 접촉을 한다.

'촉진술'을 제대로 수행하기 위한 첫 번째 조건은 '교감'이다. 감지하고자 해서도 안되고 감지하지 않는 척하느라 넋을 놓아서도 안된다. 철저히 중립적인 입장에서 중심을 잡고 아유르베다에서 말한 '육체를 신'처럼 여기며 터치를 해야 한다. 터치는 존중이며 배려다.

존중과 배려를 통해 두 존재간에 '교감'이 형성된다. 교감은 두개천골 운동성을 접속하기 위한 핵심 '패스워드'! 촉진술을 통한 CST 작업이 성공적이기 위해서 몸마다 다양한 코드로 이루어진 패스워드를 알아야 한다.　　　　　　　　　 − '몸의 패스워드, 교감' 중

터치의 예술, 감지

● 손에 '현미경'이 달린다

감각이란 필요에 의해 발달할 수 있다.

사람마다 발달한 감각이 다르며 시력을 잃은 이는 촉각이나 청각이 예민할 수 있고 청각을 상실한 이는 대부분의 정보를 시각으로 받아들이는 성향이 있다.

CST 트레이닝을 통해 우리가 습득하고자 하는 것은 '필요에 의한 감각 발달'이다. 자세히 들여다 보면 우리의 공간은 시력으로 감지할 수 없는 많은 존재들로 빈틈없이 채워져 있다.

우리의 시력으로 포착되지 않은 미세한 움직임들.

우리의 눈은 코가 들여 마시는 공기를 볼 수 없고, 공기 중에 우리 몸에 해가 될지도 모르는 박테리아를 볼 수 없으며, 햇빛 속에 시금파리처럼 반짝이는 먼지군단을 신경 쓰지 않으면 볼 수가 없다. 이처럼 우리의 시각계는 감지하여 뇌로 전달할 수 있는 것에 한계성을 가진다. CST가 감지하고자 하는 운동성 또한 인간의 시각계가 감지할 수 있는 한계선에서 벗어나 있다. 아무리 들여다보아도 숨소리에 오르내리는 배밖에 보이지 않는다.

하지만, 감각이란 필요에 의해 발달한다.

시각계의 감지망에 벗어나 있는 인체의 미세한 생리적 운동성은 기계로 포착되지 않은 영민함을 보이나, 훈련된 손의 '자기 수용체' 레이더에만 고귀한 신분이 포착된다. 두개천골 운동성은 너무 미세하여 눈으로는 볼 수 없지만, 손으로 보면 손으로 휘저을 만큼 크다.

눈에 안 보이는 세균도 현미경으로 보면 크게 보이듯이 두개천골 운동성도 손으로 보면 얼마든지 '줌업'이 가능하다. CST를 하면 할수록 재미있고 흥미진진해지는 이유는 세월이 갈수록 손의 '줌업' 기능이 커지고 향상되기 때문이다.

처음에는 뭔가 어른거리는 것만 같다가 전반적으로 초점이 맞는 렌즈로 바라보는 것처럼 명확해지고 연습하면 할수록 움직임의 세세함까지 볼 수 있게 된다. 안개 너머로 풍경을 보다가 안개가 걷힌 후 웅장한 산의 자태와 어우러진 강줄기, 애처로운 산풀들을 볼 수 있다면 그

감동은 경험한 자의 가슴속에 있다. 두개천골 운동성을 감지하려면 안개가 걷힐 때까지 기다려야 한다.

● 감지 기술은 "감" 이다!

한의사가 손목이나 목에 맥을 짚어 장부의 허실과 기혈 순환을 진단하듯 두개천골 요법 전문가는 두개천골 운동성을 감지하여 건강의 균형과 질서를 진단한다.

촉진술은 원어 'palpation'에서도 엿볼 수 있듯이 'palm' 즉, 손바닥의 감각을 이용해서 운동성을 감지하는 기술이다. 감지법을 익히기 위해서 무엇보다 필요한 것은 자신의 감각에 대한 신뢰와 확신이다. 한 번도 가보지 못한 생경한 곳을 여행할 때 설레기도 하지만 한편으로는 낯설고 불안하기 마련이다.

이 길이 맞는지 제대로 안내해 주는 대로 신념을 갖고 길을 가다 보면 행여 딴 길로 새더라도 다시 원하는 길로 돌아올 수 있다. 감지법도 마찬가지이다.

한 번도 감지해 보지 못한 생경한 감각을 익혀야 하기에 많은 시행착오를 겪어야 하며 그 경험을 통해 비로소 '감'을 잡을 수 있다. 트레이닝 초창기 때 '감'을 잡지 못해 스스로 실망하거나 좌절감을 느끼는 참가자 앞에 가을의 기운을 담은 주홍빛 '감'을 내밀고 이렇게 말하곤 한다. "감 잡으세요."

생경한 'CST의 세계'를 여행하는 당신에게 트레이닝은 경험 많은 '지도'가 되어 줄 것이다. 지도가 안내하는 대로 믿고 따르면 신비로운 CST 세계를 발견하게 된다.

● 몸의 언어를 듣는 안테나

두개천골 운동성은 하나의 '언어'다. 몸이 표현하는 '건강'에 관한 색다른 언어다. 이것은 마치 외국어처럼 알아듣기가 쉽지 않다.

영어 회화를 처음 시작하면 "Hello", "Hi", "Thank you" 같이 이미 아는 단어가 더 잘 들린다. 몸이 표현하는 건강 언어, 두개천골 운동성을 들으려 할 때도 손은 이미 익숙한 맥박, 호흡을 먼저 느낀다.

두개천골 운동성은 맥박과 호흡 리듬보다 더 깊은 곳에 존재한다. 외국어를 모국어처럼 유창하게 혀 밖으로 표현하고 싶으며 끊임없이 듣고, 쓰고, 말하고 표현해야 한다. 두개천골 운동성이라는 몸의 색다른 언어도 '외국어 유창하게 익히는 법'의 고전적인 방식을 그대로 따른다. 끊임없이 접촉하고 감지하고 표현해야 한다.

아무런 노력 없이 어느 날, 외국인의 보드라운 혀 굴림에서 나오는 언어가 모국어처럼 들리는 순간이 오듯, 손만 대면 몸이 말하는 '건강' 소식이 바로 접수되는 경지가 '무위의 노력'을 통해 다가올 것이다.

처음에는 두개천골 운동성의 주파수 55.5hz 맞추기!

우리 자신의 몸 내부에서 송신되는 '건강의 언어'를 제대로 수신하려면 '주파수'를 정확하게 알아야 한다. 라디오에서 원하는 방송 프로그램을 들을 때 주파수를 미리 알고 있으면 찾기가 편하다. 하지만, 모를 땐 '치지직' 거리는 방해음을 들으면서 주파수를 찾아야 한다.

트레이닝 중, 처음으로 두개천골 운동성 외에도 다양한 (불)규칙 리듬의 주파수(운동성)가 많다. 운동성 수집은 뇌에게 다양한 운동성을 자료로 수집하는 기회를 부여할 뿐만 아니라 우리가 찾고자 하는 '정확한 운동성'를 찾을 수 있도록 분별력을 키워줄 수 있다.

운동성 수집이 끝나면, 다음은 방해파 제거 작업이다. 이것을 우리는 "샘플링"이라고 부른다. 두개천골 운동성 감지 시 참가자의 손 위에 직접 손을 터치한 체 함께 감지하면서 걸러 내는 작업을 할 때도 있고 참가자들이 감지한 것을 토대로 평가할 때도 있다.

네이티브 스피커들이 발음 교정을 해 주면 훨씬 원어에 가깝듯 두개천골 운동성도 경력이 오래된 전문가가 함께 감지할 때 가장 정확하다. 두개천골 운동성은 '규칙적이고 리드믹컬하며 주기적'인 특징을 가진 주파수다.

우리 몸이 만들어 내는 다양한 운동성 속에서 '두개천골 운동성'만을 꼭 집어내기 위해서는 끊임없는 '연습'이 필요하다. 또한 연습 후 감지한 운동성이 두개천골 운동성이 맞는지 확인 작업이 필요한 만큼 CST 코스를 수료한 모든 CST 초심자들은 정기적으로 CST 티쳐나 지도자로부터 "샘플링" 작업을 거쳐야 할 것이다. 샘플링 작업없이 '연습'만 쭉 하다 어느 날 "내가 뭘 감지하고 있는거지?"하며 자문할 때가 온다.

우리 몸 내부에는 두개천골 운동성 뿐만 아니라 다양한 움직임이 존재한다. 샘플링 작업을 해 보면 초심자들께서는 엉뚱한 운동성을 쫓아 다니느라 허송 세월을 보냈는가 하면 자신이 두개천골 운동성이 아닌 다른 운동성에 접속해 있다는 사실 조차도 모르는 경우가 허다하다.

그 시간들을 효과적으로 절약하고 그 에너지를 보다 집중적으로 감지 훈련에 쓸 수 있도록 부디 지속적인 샘플링 작업으로 정확한 두개천골 운동성과의 만남을 이루기 바란다.

닭 쫓던 개 지붕 쳐다본다는… 어디서 많이 본 광경이다.

● 몸의 패스워드, 교감

우리는 눈에 보이지 않는 미세한 생리적 운동성을 감지하여 건강의 균형과 질서를 바로잡는다는 목적으로 한 존재의 육체에 접촉을 한다.

감지를 잘 하기 위한 첫 번째 조건은 '교감'이다. 감지하고자 해서도 안되고 감지하지 않는 척하느라 넋을 놓아서도 안된다. 철저히 중립적인 입장에서 중심을 잡고 아유르베다에서 말한 '육체를 신'처럼 여기며 터치를 해야 한다.

터치는 존중이며 배려. 존중과 배려를 통해 두 존재간에 '교감'이 형성된다. 교감은 두개천골 운동성을 접속하기 위한 핵심 '패스워드'! 터치를 통한 CST 작업이 성공적이기 위해서 몸마다 다양한 코드로 이루어진 패스워드를 알아야 한다.

'교감'이란 어떤 자물쇠든 열 수 있는 '만능열쇠'처럼 모든 코드와 접속이 가능한 멀티플 패스워드이다. 깊은 교감 속에서 우리는 오롯이 '나'로서의 중심을 지키며 일어나는 모든 것을 지켜볼 수 있을 때 감지를 제대로 그 역할을 수행할 수 있으며, 진정한 치유가로 거듭날 수 있다.

_ Episode.

재미있는 것은, 트레이닝 중에 참가자들의 손 위에 내 손을 올려놓고 함께 감지할 때 참가자의 손은 이미 '두개천골 운동성'을 감지하고 반응하는 경우가 많다.
"무엇이 감지되세요."라고 물으면 참가자들은 미간을 약간 찌푸린 채 '모르겠다'라고 답한다.
손은 감지하여 이미 뇌로 전광석화처럼 정보 전달이 끝났는데 '정보 처리' 과정에서 '알 수 없는 영역'으로 '인식'되는 것처럼 의식하지 못한다. 이것은 '눈에 보이지 않는 것'에 대한 불신에서 비롯된 정보 누락이다. 참가자의 눈이 크게 열린다.
"어머 그럼, 지금 제가 느끼고 있는 게 맞는 건가요?"
물론이다. 감지하면서도 받아들인 정보를 부정하면 훈련을 통한 '감각의 발달'은 어렵다.
어떤 발달된 기계의 센서로도 감지가 되지 않는 '두개천골 운동성'을, 감지하고 전송하는 타고난 '초감각 센서가 우리 손안에 있음을 기억하라.

POINT "마이더스의 손"은 노력으로 만들어진다.

일본에서 한때 '슬롯머신의 귀재'라 불리며 큰 화재를 불러 모은 남자가 있었다.

마치 '마이더스의 손'처럼 어떤 슬롯머신이건 그의 손이 닿기만 하면 동전이 쏟아져 나왔다.

100%에 가까운 적중률은 '운'이었다기보다 그의 숨겨진 노력의 결과였으며 끊임없는 연습을 통한 '초감각'의 습득이었다.

빠르게 달려오는 기차나 차에 적힌 글자를 보통 사람들은 읽어 내기가 어렵다. 숫제 읽어 볼 생각조차 않을 것이다.

그는 슬롯머신 기계에서 빠르게 돌아가는 그림들을 동시에 맞추기 위해 지하철에서 달려오는 기차에 적힌 글자들을 읽어 낼 때까지 연습하고 또 연습했다. 부단한 연습의 결과로 그의 눈은 빠른 속도로 지나가는 물체에 적힌 글자나 그림을 정확하게 인지할 수 있게 되었다.

심지어는 자전거 바퀴에 매달아 놓은 그림을 돌아가는 바퀴 속에서도 알아내는 신기를 보이기도 했다.

그의 목적이 무엇이었건 간에 이 실화가 내게 남긴 인상은, '초감각의 습득'은 반복적이고 꾸준한 연습을 통해 "우리는 이 정도만 볼 수 있고 이 정도만 들을 수 있으며 이 정도만 느낄 수 있다"라는 한계를 뛰어넘을 수 있다는 것이었다.

CST 또한 우리가 지금까지 경험했던 감각의 영역을 뛰어넘어야 한다.

터치한 손의 감각이 육체의 표면을 덮고 있는 피부층을 녹여 들어가 근육층에 다다르고 다시 그것을 싸고 있는 근막을 느끼며 근막들에 반응하는 뼈의 운동성을 감지해야 한다.

인체의 핵심계에서 만들어지는 미세한 운동성은 우리의 부단한 노력과 연습으로 충분히 습득할 수 있다.

급한 마음을 버리고 감지하고자 하는 욕심을 뒤로 한 체 여여로이 기다리면 우리는 꿈에도 그리던 "생명의 강"에 도달할 수 있다.

● 셀프 테크닉

다른 누군가를 터치하기 전에 자신의 몸부터 터치해 보자. 자신의 몸과 친해져야 우리는 다른 몸과의 소통을 이룰 수 있다.

먼저, 아래의 그림처럼 양손으로 머리 양쪽을 감싸 보자. 이때 터치는 두개골 뼈의 존재가 느껴질 정도로 밀착하되, 접촉된 손이 머리를 정중앙으로 압박하지 말아야 한다. 팔과 어깨에 힘을 빼고 눈을 감은 채 최대한 이완한다.

손바닥의 감지 수용체들이 아직 두개천골계가 만들어 내는 미세한 운동성에 익숙지 않으니 큰 기대를 하지 말고 편안하게 바라보자. 민감한 이들은 양손을 통해 '뭔가 밀어내는 듯한 느낌' '벌렁거리는 듯한 느낌' 또는 '숨을 쉬는 듯한 느낌'을 가질 수도 있다.

몸 어느 부위에 손을 터치하더라도 편안하게 긴장이 유발되지 않는 포지션을 취해야 한다. 셀프 테크닉은 이제 막 시작하는 이들은 물론 이미 전문가로 활동하는 이들에게도 매우 유용하다. 자신의 몸에 해보는 것만큼 정확한 피드백은 없다. 셀프 테크닉이 습관이 되면 감지의 폭이 깊어질 뿐만 아니라 자신의 몸을 통해 치유의 원리를 깨칠 수 있고 또한 스스로 치유할 기회를 얻게 된다.

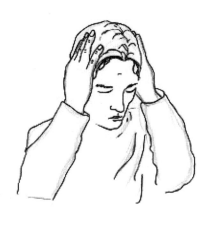

〈 셀프 테크닉 〉

CST 초심자를 위한
좋은 자세 지침서

● 호흡&시선

편안한 포지션의 지표가 될 수 있는 것은 '호흡과 시선'이다. 감지에 너무 집중을 하다 보면 '무호흡의 경지(?)'에 이를 때가 있다.

이 경지는 주로 CST 트레이닝 중에 허다하게 발생하는 경지로써 이제 막 손끝에서 두개천골 운동성이 잡힐 듯 말 듯 할 때 일어난다.

분명히 손에서 뭔가가 느껴지긴 했는데 그것이 허망하게도 부지불식간에 일어났을 때 자신의 숨결마저 방해되어 아예 숨을 참고 감지를 하는 것이다.

이때 시선 또한 독특한 양상을 띠게 되는데, 마치 뭔가를 쏘아보는 듯한 강렬한 눈빛과 힘이 잔뜩 들어가 쏟아져 내릴 듯한 눈동자!

"자~ 눈에 힘 빼시고 편안하게 바라보십시오!"라는 나의 멘트가 있고서야 간신히 눈에 힘을 빼는 참가자들.

경험이 쌓이다 보면 이 경지는 자연스럽게 사라지며 깊은 호흡과 편안한 시선이 몸에 배게 된다. 터치하는 파트너마다 대응하는 자세가 달라 마음가짐이 달라질 수 있다.

● **무념&무상_보면 사라진다**

손을 상대방의 몸에 터치한 채 호흡을 아랫배로 내리고 고요한 마음으로 기다린다.

손의 감각 세포가 '두개천골 운동성'이 걸릴 때까지 무심으로 바라보고 있으면 온몸에 물길이라도 생긴 듯 손바닥에 그 물결이 전달되기 시작한다.

한 번도 경험해 보지 못한 새로운 '물결의 존재'를 감각 세포가 포착하기 시작하면 1조가 넘는 뇌 세포들도 호기심에 가득한 전기 신호를 번쩍이기 시작할 테다.

게다가 뇌신경 세포, 뉴런 간에 '경이로움'에 대한 화학 신호가 방출되기 시작하면, 새로운 것을 맞이한 찰라의 '흥분' 상태는 손의 감각 세포가 전송하는 '운동성'을 '아차!' 하는 순간 놓치게 한다.

흥분은 금물이다. 두개천골 운동성은 들키기라도 한 듯 우리의 감지망에서 슬며시 사라져 버린다. 두개천골 운동성은 보아도 모르는 척, 우리의 절대 평정 상태를 통해 감지할 수 있다. 안 보듯 봐야 한다, 보면 사라진다.

● 연습… 또 연습

막 두개천골 운동성을 감지하기 시작한 CST 초심자들이 늘 애를 먹는 단계가 바로 이 '감지 교차 단계'다.

감지되었다고 인지하는 순간 운동성이 시야에서 사라지는 구름처럼 사라져버린다. 파트너의 몸에 터치한 체 만감이 교차하는 표정을 짓는 참가자들을 보면서 다가올 '감지 단계'를 예감한다.

'감지 교차 단계'는 운동성 감지를 위해 누구나 밟아야 하는 절차이며 이 단계의 시행착오를 통해 우리는 평정심 속에서 무사히 두개천골 운동성의 존재를 뇌로 전달할 수 있다.

● 손끝에서 욕심 버리기

> 그리고 다시 한 번 기억하라.
> 치유는 우리가 하는 것이 아니라 몸이 하는 것이다.
> 우리는 몸이 치유할 수 있는 환경을 만들어주는
> 기술자이며 동시에 치유를 안내하는 치유가이다.
> 그럼, 준비가 되었는가.
> 당신의 몸 안에 더 넓게 펼쳐진 바다 속으로
> 우리의 점프를 허락하라.

CST 작업은 인내로 피어 내는 '치유의 빛'이다. 몸이 스스로 교정할 때까지 기다리고 또 기다려야 한다. 스스로 교정할 힘이 없으면 다음 기회를 기약하며 물러나야 한다. 근육을 누르거나 트는 작업을 많이 했던 바디워커들이 CST를 배울 때 가장 곤욕스러워 하는 것이 '기다림'이다. 조금만 더 가면 교정이 일어날 텐데 그것이 마음처럼 몸이 움직여 주지 않을 때 '확-밀고 싶은 욕구'를 강하게 느끼며 갈등을 빚어낸다.

CST는 인체가 만들어 내는 생리적 운동성을 이용해서 교정하는 테크닉이기에 세션 기버는 몸으로부터 '감지하기'와 '건강한 상태(교정) 가이드 해 주기' 역할을 허락받았을 뿐, "교정하는 주체"로서의 역할은 허락되지 않았다.

교정하고자 하는 의지가 강해지면 그것이 긴장을 조성하고 그 긴장은 근육으로 전달되어 인체는 5g이 넘는 압박에 자연스러운 운동성을 감추게 된다. 저항의 움직임이 '세션 기버의 욕심'에 의해 조성될 수 있다. 스스로 교정하고 치유할 수 있는 능력이 몸 안에는 풍성하게 조성되어 있다. CST는 그것을 일깨워 몸이 스스로 치유할 수 있는 무대를 마련해 주고 지켜봐 주면 된다. 몸이 스스로 행하는 교정이야말로 가장 파워풀한 치유 메커니즘이다.

● 좋은 자세 지침서 10

좋은 자세 지침서는 비단 세션을 시작하기 전에만 상기해야 할 사항이 아니라, 세션 중간 중간에 끊임없이 돌아봐야 할 중요한 일임을 기억하자. '자세'란 CST 세션을 함에 있어 전문가로서 고객에게 지켜야 할 예의이며 동시에 배려이다.

자신의 긴장이 자각되는 순간 스스로 자세를 되돌아봄이 몸에 배면 CST 세션을 함에 있어 큰 메리트가 될 것이다. 긴장이 되었다는 것을 자각하는 순간에도 마치 세션 중에 행하는 하나의 테크닉처럼 자세를 교정해야 한다. 세션 중에 일어나는 모든 당신의 행동은 고객의 치유 과정에 영향을 미칠 수 있다.

그러므로 전문가가 손을 떼거나 호흡을 고르는 순간에도 고객과의 교감이 형성되고 있음을 알아차리고 세션 중의 모든 것을 '테크닉'처럼 부드럽고 정중하게 행한다. 다음의 제시된 10가지의 지침 외에도 자신이 세션을 하고 경험이 쌓이면 스스로 터득되는 것들이 있다.

1. 터치를 하긴 전에 의자의 높이, 상대방과의 간격, 팔꿈치의 위치 등을 체크한다.

2. 앉은 후 바로 터치하지 말고 자신의 상태를 먼저 안정시킨다.

3. 호흡을 아랫배로 내린다.

4. 척추선을 똑바로 펴고 엉덩이가 의자에 편안하게 놓이도록 하고 허리를 쭉 폈다가 다시 편안하게 내린다.

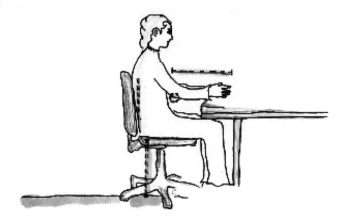

5. 발바닥은 바닥에 닿도록 한다.

6. 터치하기 전에 '터치하겠습니다'라고 상대방에게 알린다.

7. 터치하자 마자 감지하려 하지 말고 자신의 이완 상태를 다시 한 번 체크한다.

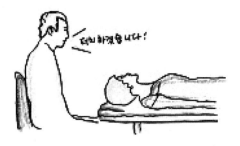

8. 시선을 편안하게 만들고 마치 강물을 바라보듯 무심으로 본다.

9. 기다린다.

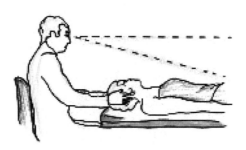

10. 서서 하는 작업 시 전문가의 몸 일부분을 세션 테이블에 기대어 '중심축'으로 사용한다.

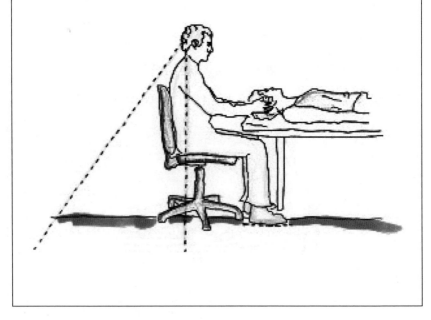

기본 공식을 익혀야 응용 단계에 들어갈 수 있는 것처럼 아래의 10가지를 충분히 익힌 후, 자신의 노하우를 가미하면 더욱 감칠맛 나는 CST가 될 것이다.

POINT 자세가 좋을수록, 더 많이 감지한다.

볼링을 배울 때도 먼저 자세부터 배운다.

탁구를 배울 때도 자세가 우선이다.

좋은 자세는 좋은 경기의 기본이며 자세가 잘 나와야 '공'이 나와 함께 한 몸으로 움직인다.

몸을 다루는 사람들 또한 예외일 수 없다.

터치하는 부위마다 대응하는 자세가 좋아야 전문가의 몸을 보호하면서 다치지 않고 요법을 행할 수 있다.

특히 CST처럼 몸의 한 부분에서 15여 분을 지속적으로 작업해야 할 경우 편안하고 이완된 자세가 기본이어야 한다.

어깨에 힘이 들어가거나 손목의 긴장도가 높아지면 '감지의 폭'이 줄어들어 정확한 교정이 힘들 뿐만 아니라 불편한 자세로 인해 전문가의 심신이 스트레스에 노출된다.

적어도 15여 분을 한결같이 좋은 자세를 유지하려면 세션을 하는 동안 끊임없이 자신의 긴장도를 체크해야 하며 '좋은 자세 지침서'에 어긋나는 곳이 없는지 확인해야 한다.

CST 관문으로
들어가기 위한 리뷰

● CRI 단계 리뷰

이 장에서 소개될 CST 테크닉 파트는 비디칸에서 제공하는 CST 전문가 트레이닝 중 <입문 코스>와 레벨1 과정이 오브랩된 내용들이다.

매회 개최될 때마다 업그레드되는 CST 스킬과 이론으로 그 내용이 더욱 풍부해지고 있는 것은 사실이나 이 책에서 소개될 스킬들은 CST 전문가를 꿈꾸는 이들이라면 기본적으로 익혀야 할 '기본기'다.

하지만 더 이상 교육되어지지 않는 테크닉 즉, 사장된 테크닉들도 함께 소개해 놓았는데 그 이유는 이런 테크닉들도 있었다는 것을 여러분도 함께 알았음 하는 바람에서다.

그리고 다시 한 번 더 당부드리지만…. 책만 읽고서 정확한 CST 스킬을 익힌다는 것은 무리가 있으므로 CST 전문가 스킬에 대한 독자들과의 정보 공유가 목적이니만큼 정확한 스킬 습득을 위해서는 CST 티쳐들의 지도하게 교육을 제대로 받을 것을 부탁 드린다.

이 장에서 다룰 테크닉은 주로 CRI 단계이며 두개천골 운동성의 가장 표면층을 감지하고 교정과 치유가 일어나는 방식을 보게 될 것이다. 테크니컬 파트로 다이빙하기 전에 준비 운동으로 그 전 챕터에서 소개한 두개천골 운동성을 단계별로 안내한 챠트와 이 장에서 주로 다룰 CRI 레벨에 대해 간략하게 정리해 볼 것이다. 또한 CRI 단계의 유일한 교정 테크닉인 '스틸'에 대해서도 거두절미하고 핵심적 내용만 추려서 안내하고자 한다.

아울러 CRI 단계를 바이오매카닉 방식의 스킬을 사용하기 때문에 3개월 전 두개골에 골절상을 입었거나 두개골 내 동맥류, 정맥류 등이 있을 때는 직접적인 두개골 교정법은 삼가해야 한다. 미드 타이드 단계의 바이오다이나믹적 방식에는 고객의 현 상태에 대한 어떤 제한도 없이 터치가 가능하고 치유의 범위가 폭이 풍부하지만 CRI 단계는 기계적 교정법이니만큼 위에서 제시한 상황의 고객은 전문가의 보다 깊은 주의와 관심이 필요하다.

● CRI 단계의 두개천골 운동성

인체의 뼈, 기관(Organs), 막 구조의 두개천골 운동성은 모빌러티로

플렉션 / 익스텐션

엑스터널 로테이션 / 인터널 로테이션

표현된다.

확장 주기인 플렉션과 엑스터널 로테이션에서 몸은 중심선을 기준으로 외측으로 넓어지면서 옆에서 보면 납작해지듯 폭이 좁아진다. 위, 아래로 길이가 짧아지면서 팔이나 발이 바깥쪽을 향한다.

수축 주기는 그 반대로 신장이 길어지면서 폭이 넓어지고 팔과 발은 안쪽으로 향하면서 몸은 중심선을 향한다.

이때, 여러분이 주의해야 할 점은 두개천골 운동성은 눈에 보이지 않을 정도로 미세하며 여기서 표현되는 모든 것은 손으로 감지되는 것을 서술한 것이다.

실제로 이렇게 크게 운동성이 일어난다면 우리는 훈련을 통해 '감지력'을 연마할 필요가 없다.

책으로만 공부할 경우 실제로 몸의 운동성을 발목을 안으로 밀어 넣는다든가 또는 머리를 제시된 그림처럼 압박하는 웃지 못할 해프닝이 벌어질 수 있다.

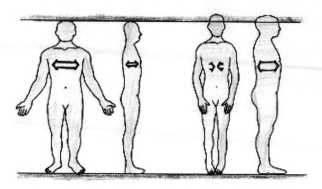

FLEXION/EXTERNAL ROTATION   EXTENSION/INTERNAL ROTATION

〈 CRI 단계의 몸 전체 두개천골 운동성 〉

여러분의 이해를 돕기 위해 손으로 감지된 인체의 미세한 운동성을 그림으로 표현한 것이 오히려 혼란을 야기하지 않길 바라며, 눈에 보이듯 끊임없는 연습을 통해 손으로 보길 바란다.

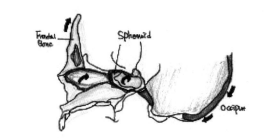

〈 중심선에 놓여진 두개골뼈의 플랙션 〉

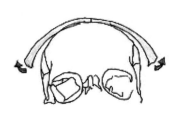

〈 두정골의 엑스터널 로테이션 〉

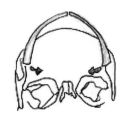

〈 두정골의 인터널 로테이션 〉

여기서 우리는 중추 신경계 그리고 상호 연관계인 뇌실의 모틸러티를 알아보고자 하며 6회~12회 / 1분이라는 주기로 정상적인 두개천골 운동성을 표현한다.

1. 뇌의 운동성

CRI 단계에서 뇌의 운동성은 뇌척수액이라는 자연스러운 동반자와 함께한다. 뇌가 인헐레이션으로 움직이기 시작하면 뇌척수액도 인헐레이션을 표현한다.

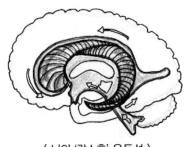

〈 뇌의 '람스혼' 운동성 〉

"람스혼"이라고 부르는 뇌의 운동성은 말 그대로 숫양이 뿔을 밀어올렸다 끌어당겼다 하는 것 같다. 닥터 서덜랜드가 즐겨 불렀던 올챙이 같은 뇌는 인헐레이션에서 옆으로 퍼진 올챙이마냥 꼬리(척수)를 끌어당기며 납작 엎드린다.

동시에 뇌척수액이 머리 쪽으로 수직 파동을 일으키며 올라간다. 엑셀레이션에서는 반대로 숫양이 암컷이라도 부르듯 뿔을 잔뜩 치켜든 모습이다. 납작하게 반죽해 놓은 밀가루 톱을 양손으로 눌러 놓은 듯 뇌는 중심으로 모이면서 위아래로 홀쭉 길어진다.

척수가 아래로 내려가면 뇌척수액이 함께 물결치며 내려간다.

2. 뇌실 운동성

뇌의 일부라고 할 수 있는 뇌실은 뇌척수액을 생산, 배분하는 중요한 생리적 기능을 담당하고 있다. 뇌실에서 뇌척수액을 생산하고 배분하는 방식에 대해 다양한 가설이 제기되고 있다.

뇌실계는 인헐레이션 기전에서 뇌의 확장과 함께, 시상, 제3뇌실, 실비우스 수도, 제4뇌실이 외측으로 넓어지고 위아래로 줄어든다.

엑셀레이션 기전에서 뇌실계는 뇌의 수축과 함께, 시상, 제3뇌실, 실비우스 수도, 제4뇌실이 위쪽에서 누가 당기는 것처럼 위아래로 길어지면서 중심으로 좁아진다.

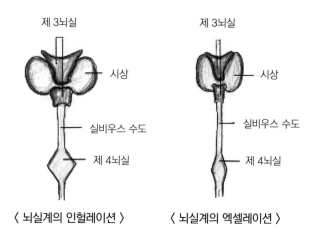

〈 뇌실계의 인헐레이션 〉　　〈 뇌실계의 엑셀레이션 〉

뇌실계는 뇌의 리드믹컬한 '람스혼' 운동성을 그대로 투영한 듯, 모틸러티를 표현함에 있어 같은 형태를 띤다.

정상적으로 표현되는 뇌실계의 두개천골 운동성은 뇌척수액의 생산과 원활한 배분을 통해 중추 신경계의 순수한 조직액으로서의 기능을 다할 수 있으며 티슈 사이사이에 스며들어 생명의 호흡이 가진 잠재력을 세포 차원으로 나누어 줄 수 있다.

CRI 단계

- 정상적인 운동성 6회~12회 / 1분

- 두개천골 운동성
  플렉션 –익스텐션 / 1개의 구조물
  엑스터널 로테이션 – 인터널 로테이션 / 2개의 구조물
  인헐레이션 – 엑설레이션 / 뇌와 척수, 뇌척수액

- 교정 테크닉 / 인다이렉션 테크닉
  긴 쪽 또는 가기 쉬운 방향에서 스틸 포인트를 만든다.

- Perception 손은 물 위의 코르크처럼 몸에 접촉한다.
  시선은 고객의 몸 위에 두고 부드럽게 바라본다.

"1th Ignition"

> Dynomic Stillness 다이나믹 스틸네스

> The Breath Of Life 생명의 호흡

> The Long Tide 롱 타이드

100초/1cycle_Fluid, Potency

 "2nd Ignition"

> The Mid-Tide 미드 타이드

20초~28초/1Cycle_Fluid,Tissue,Potency

> The Cranial Rhythmic Impulse

6회~12회/1분

● All about STILL

1. 스틸에도 '명품'이 있다

스틸 still과 스탑 Stop 사이에는 '정지'라는 공통점에도 불구하고 해소될 수 없는 큰 차이점을 가지고 있다. 스틸은 운동성이 멈춘 것처럼 보이나 다음 단계의 더 큰 운동성을 위해 '힘을 응축'하는 '정지' 상태라면, 스탑은 운동성이 말 그대로 멈춘 상태! CST는 스틸 상태를 통해 '타고난 자연 치유력', 포턴시를 재형성한다.

포턴시는 곧 생명력으로 몸이 스스로 자각, 교정할 수 있는 힘! 스틸의 깊이에 따른 포턴시의 운명! 스틸 상태도 깊이가 있다.

마치 강물의 깊이처럼 표면층에 얕게 형성된 스틸이 있는가 하면 강바닥에 도달할 만큼 깊은 스틸 상태도 있다.

스틸 상태의 깊이에 따라 포턴시 즉 생명력 혹은 치유력의 양과 질이 비례한다. 스틸이 얕고 짧으면 포턴시의 양과 질 또한 얕고 짧다. CST에서 인체에 각인된 최초의 창조 파워, 스틸 포인트를 주 치유 도구로 삼는 이유는 단 한 가지다.

외부의 간섭과 압박을 최소한으로 줄이고 몸 스스로 치유할 수 있는 자연스러운 힘, 포턴시의 형성! 스틸 상태를 통해 후천적 환경에서도 재생될 수 있는 '타고난 자연 치유력 Inherent natural healing power' 포턴시는 CST가 스틸 상태를 통해 궁극적으로 도달하고자 하는 목적지이다.

스틸 상태가 깊을수록 양질의 포턴시가 생성된다. CST 전문가의 자질과 고객의 몸 상태에 따라 형성되는 스틸의 깊이가 달라진다.

간혹 CST 초심자들은 '스틸 상태는 무조건 만들고 볼 일이다' 라는 잘못된 이해로 스틸 상태를 고객의 몸 상태와 상관없이 강요할 때가 있다. 5g을 사용할 수 있는 기술을 가지고 있어도 고객의 몸과 교감할 수 없는 전문가라면 기술자에 불과하다. 깊은 스틸은 기술자가 아닌 '치유가의 교감'에 의해 생성된다.

CST는 최소한의 간섭을 통해 최대한의 자연 치유력을 이끌어 내는 치유 기술로 전문가의 숙련도는 치유의 깊이에 작용한다. 이것은 마치 댐에 물이 꽉 차길 기다리는 것처럼 5g이라는 보이지 않는 장벽으로 댐을 형성하여 무형의 힘을 채운 뒤, 저절로 넘쳐흘러 근원으로 되돌아가는 방법!

2. 스틸! 5g만이 움직일 수 있는 세상

인체 친화적 무게, 5g의 화두! 두개천골 운동성을 감지하기 위해 세션 기버의 손은 마치 파트너의 몸과 하나가 되듯 스며야 한다. 내가 아닌 다른 육체와 가장 친화적으로 접촉할 수 있는 무게는 '5g'이다.

5g이란 10원짜리 동전의 무게이며, 종이 한 장의 무게이다.

경험이 쌓인 묵은 손은 5g을 50g으로 활용할 수 있는 여유가 생기지만 처음 접하는 이들에겐 5g이란 10원짜리 동전의 무게이며, 종이 한

장의 무게이다.

경험이 쌓인 묵은 손은 5g이란 판단 불가능한 숫자의 무게이다. 종이 한 장을 손바닥 위에 올려놓고 가늠을 해 보기도 하고 무게감을 익혀 보아도 실제로 몸에 손을 올려놓으면 헷갈리기 일쑤이며 파트너로부터 '너무 무겁다' 또는 '너무 가볍다'라는 질책을 받기도 한다.

게다가 이 5g은 각종 다양한 CST 테크닉에 단골로 등장하며 두개천골 운동성을 교정할 수 있는 유일한 도구로 사용되니 CST 초보자들에게 너무나 가벼워 힘든 상대일 수밖에….

계속 연습하면서 파트너로부터 피드백을 받다 보면 5g이란, 포지션을 취할 때 필요한 무게가 아니라 실제로 교정 테크닉을 사용할 때 덧붙여야 할 무게라는 것을 알게 된다.

접촉을 해서 감지를 할 때 가장 적절한 무게는 세션 기버가 완전히 힘을 빼고 이완된 상태로 파트너의 몸에 접촉했을 때이다.

가장 이완된 상태에서 운동성을 감지하다 교정 테크닉을 사용할 때 세션 기버는 5g을 사용하게 된다.

가장 부드러운 것이 가장 깊이 스며든다.

5g만이 움직일 수 있는 세상! 5g이란 손에 힘을 주지 않는 상태에서 5g으로 잡는다는 생각만으로 근육이 반응하는 g이 바로 5g이다.

근육의 메커니즘이 그렇다. 힘을 빼고 이완된 상태에서 발을 잡고 있으라 하면 조금 지나지 않아 본인의 의지와는 상관없이 서서히 힘이 들어간다. 수축 메커니즘이 발동한 것이다. 그렇다면, 다시 우리는 트레이닝 중에 이렇게 외친다.

"긴장을 풀고 호흡을 내리고 이완하십시요~"

5g이란 마치 쇠젓가락으로 '도토리묵' 집기와 같다.

한식당에 가면 맛있는 양념이 얹힌 가지런한 도토리묵을 맛볼 때가 있다. 젓가락으로 잘 잡았다 해도 입으로 오기도 전에 도토리묵 사이로 파고들어간 젓가락 때문에 상 위로 처절히 떨어지는 묵을 지켜본다. 도토리묵을 쇠젓가락으로 잘 집기 위해서 우리는 묵을 너무 세게 잡아도 안되고 너무 약하게 잡아도 안된다.

쇠젓가락이 묵을 파고들지 않을 정도의 무게로 잡고 천천히 이동해야만 무사히 입안에 당도하게 된다. 묵을 깨지 않고서 들 수 있는 적적할 무게가 필요한 것처럼 두개천골계도 자신을 움직일 수 있는 적절한 무게가 필요하다.

그것이 바로 5g! 5g보다 작아도 안되고 5g보다 많아도 움직일 수 없는 세상! 두개천골계는 5g만이 움직일 수 있다!

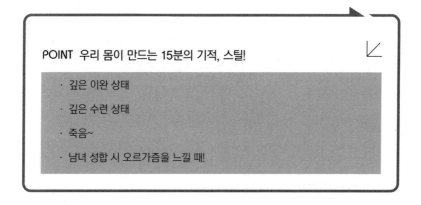

POINT 우리 몸이 만드는 15분의 기적, 스틸!

· 깊은 이완 상태
· 깊은 수련 상태
· 죽음~
· 남녀 성합 시 오르가즘을 느낄 때!

POINT 스틸의 기적은 뇌의 휴식과 온다

스틸의 혜택!

스틸를 통해 우리 몸이 얻는 혜택은 다양하다. 스틸만으로도 몸은 스스로 치유할 수 있는 타고난 자연 치유력, 포턴시 생성이 가능하다. 포턴시는 스스로 자각할 수 있는 힘이며 스스로 교정할 수 있는 능력이다.

몸과 마음에 깊은 휴식 상태를 제공하는 스틸은 다음과 같은 혜택을 준다.

· 스트레스 해소

· 면역 체계강화

· 티슈 + 체액의 운동성 촉진

· 결합 티슈의 이완

· 하열 효과

· 자율 신경계의 유연성 회복

· 트라우마 혹은 후유증 해소

· 호르몬 균형

몸의 필요에 의해 스틸의 혜택은 순차적으로 '선택 그리고 수용' 된다. 집에서 아이들이 급작스럽게 열이 나는 경우 응급 처치와 함께 스틸를 만들어 준다면 빠른 속도로 하열 효과를 볼 수 있을 것이다. 정상적인 두개천골 운동성을 표현하는 육체도 지금 당장 피로를 호소할 수 있다.

스틸은 깊은 수면과 이완 상태를 제공하여 보다 능률적이고 창의적인 일상을 도와준다. 하루에 "15분의 스틸"는 누구에게나 권유되는 '건강비젼'이다.

15분의 기적은 뇌의 완전한 휴식과 함께 온다.

스틸이 그 기적을 뇌에서 피어나게 한다.

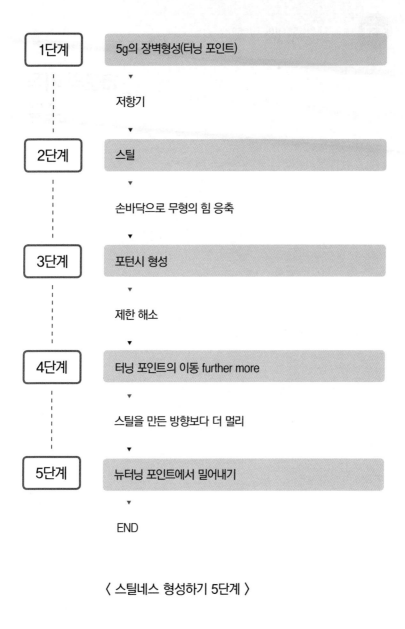

1단계	5g의 장벽형성(터닝 포인트)
	▼
	저항기
	▼
2단계	스틸
	▼
	손바닥으로 무형의 힘 응축
	▼
3단계	포턴시 형성
	▼
	제한 해소
	▼
4단계	터닝 포인트의 이동 further more
	▼
	스틸을 만든 방향보다 더 멀리
	▼
5단계	뉴터닝 포인트에서 밀어내기
	▼
	END

〈 스틸네스 형성하기 5단계 〉

15분의 기적
스틸

● 발에서의 스틸

발을 터치'하는 행위는 고대 인도에서 깨달은 자에게 완전히 복종한다는 의미에서 생겨났으며 그것은 '완전한 신뢰'를 뜻한다. 세션에서도 '복종'의 의미는 아니더라도 서로 존중하고 배려하는 깊은 마음을 '발의 터치'로 상징할 수 있다.

1. 발의 위치

고객의 발쪽에 의자를 놓고 앉아 의자의 높이, 고객과의 간격, 발을 터치할 수 있는 거리 등을 확인한다. 발을 터치하기 전에 호흡을 내리고 똑바로 앉아 시선을 부드럽게 한다.

2. 핸드 포지션

발에서 스틸을 만들 때, 보통 아킬레스건 부위를 감싸는 경우가 많다. 두개천골 운동성이 잘 감지되는 부위는 그보다 더 아래인 발뒤꿈치라 할 수 있다. 발뒤꿈치를 손바닥으로 감싸듯 잡고 힘을 뺀다.

3. 테크닉_발에서 스틸 형성

발에 접촉하자마자 운동성을 감지하려 하지 말고 처음 접한 발이 긴장을 풀고 내 손과 친해질 때까지 여유를 갖고 기다린다.

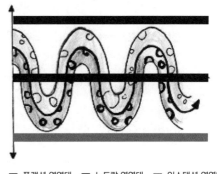

■ 플렉션 영역대   ■ 뉴트랄 영역대   ■ 익스탠션 영역대

처음 몇 주기를 감지하다 운동성이 긴 쪽에서 스틸 포인트를 만든다. 스틸 형성하기 5단계를 거친 후 몇 주기를 더 감지하다 뉴트랄 포인트[1]에서 플렉션이 시작될 때 손을 천천히 뗀다.

---

1   뉴트랄 포인트는 CST 초심자들이 감지하기에 애를 먹는 애매한 곳이다. 뉴트랄은 곧 플렉션이 될 수도 있고, 곧 익스텐션이 될 수도 있는 '중립 상태'로 모든 운동성은 이 뉴트랄을 거쳐야 특정한 운동성으로 이름이 붙여질 수 있다. 찰라에 살짝 멈추는 듯… 정지한 듯… 숨을 쉬지 않는 듯… 그렇게 뉴트랄이 지나면 우리는 플렉션이든 익스텐션을 감지하게 된다.

● 천골에서의 스틸

우리가 흔히 말하는 골반의 주된 뼈는 장골과 천골, 치골이라 할 수 있다. 골반의 정상적인 위치는 천골의 비자발적인 운동성에 의존한다. 천골의 비정상적인 두개천골 운동성은 골반 틀림, 소화, 비뇨기, 생식기, 좌골 신경 등에 영향을 미친다.

천골과 꼬리뼈는 "천미골 복합체"로써 통합된 운동성을 표현한다.

1. 천골의 위치&형태

천골은 요추 5번 아래 요천골 접점으로 연결되어 있으며 좌우로 '천장골 관절'에 귀 모양의 두 장골이 붙어 있다.

천골은 피라미드를 안쪽으로 구부려 놓은 듯한 형태로 적당한 굴곡을 가지며 꼬리뼈가 안쪽으로 말리듯 들어가 있다.

가끔, 엉덩방아를 찧는 불행한 일로 꼬리뼈의 굴곡이 전방으로 가동되어 심한 통증을 유발하기도 한다.

2. 천골의 운동성

천골은 플렉션 때 천골저가 후하방으로 내려가고 미골이 전상방으로 올라가면 요트처럼 물에 감기듯 휜다.

이때 천골 2번에 부착되어 있는 경막관은, 두방으로 향하면서 올라

간다.

천골 운동성을 감지할 때 가끔 2개의 운
동성을 동시에 접수할 때가 있다. 플렉션 때
천골은 족방으로 향하고, 경막관은 두방으
로 움직이기 때문에 약간의 혼란을 가져 올
수 있다.

그런 혼란이 일 때 '지금 나는 무엇을 감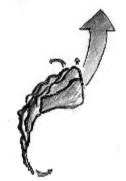
지하고 있는가?'를 스스로 물어, 감지하고자
하는 주체에 대해 명확해져야 한다.

익스텐션 때는 플렉션과 정반대로 움직인
다.

3. 핸드 포지션

천골에 접촉하기 전, 고객에게 미리 천골의 위치가 엉덩이 쪽이며 접
촉하기 전에 '엉덩이를 올려 달라고 부탁할 것'이라는 것을 알려 준다.

엉덩이에 손이 약간 접촉되기에 고객이 민감하게 여길 수 있으니 묘
한 긴장감을 유발되지 않도록 미리 알리고 시작한다.

의외로 많은 사람들이 천골의 존재를 모르고 있어 미리 멘트를 하지
않고 접촉하면 '왜 엉덩이를 만지세요?'라는 난감한 질문을 듣게 된다.

천골 작업은 그림처럼 세션 테이블 옆에서 한다. 의자의 위치는 대략
고객의 무릎과 허벅지 사이가 적당하다. 고객에게 '엉덩이를 올려 주

세요'라고 부탁하고 대각선 방향으로 미끄러지듯 천골에 접촉한다. 접촉된 손 때문에 고객이 불편하지 않은지 물어보고 세션 기버 또한 자세가 편안해지도록 교정한다.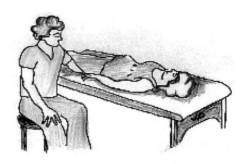

4. 테크닉_천골에서 스틸 형성

천골은 플렉션 때 직접 테크닉으로 스틸 포인트를 만든다.

천골의 운동성을 감지하다 천골이 손바닥을 누르면서 전상방향으로 움직일 때 터닝 포인트에서 5g의 장벽을 형성하고 기다린다.

5단계 과정을 거친 후 운동성의 주기를 몇 번 따라가다 뉴트럴 포인트에서 플렉션이 시작될 때 손을 뗀다.

손을 뗄 때는 미련 없이 하지만 정중하게 대각선 방향으로 미끄러지듯 뗀다.

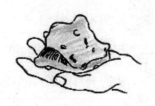

CV4 New Hand position

태아 시절 4조각이던 후두골이 하나로 융합되었다. 티슈에 기억된 두개천골 운동성, 모틸러티(IN-OUT)를 감지한다. 뇌실에 뇌척수액 생산 신호를 자극함으로써 뇌척수액 생산 증가를 돕는다. 우리의 생명력이자 뇌의 영양분인 뇌척수액의 부족은 신경계 문제는 물론 체액의 순환에 명백한 영향을 미친다. CV4테크닉을 통해 우리는 다음과 같은 큰 효과를 볼 수 있다.

- 임파액 펌프 테크닉이 요구되는 경우 도움
- 횡경막 활동과 호흡 자율 신경 조절에 영향
- 교감 신경계의 긴장도를 이완
- 만성적 교감 신경계의 과긴장 감소(Chronic Sympathetic Hypertonus)
- 30~60분 사이에 4F 정도 해열 효과
- 급성과 만성 근골격계 장애에 유익
- 퇴행성 관절염, 대뇌 울혈, 폐울혈, 분만 조절, 중족적 부종에 효과
- 자율 신경계 유연성 회복

1. CV4의 효과

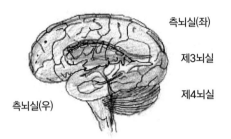

측뇌실(좌)

제3뇌실

제4뇌실

측뇌실(우)

제4뇌실의 위치는 소뇌와 연수 사이다. 이 곳은 뇌신경 10개가 지나가는 통로로서 제4뇌실의 이완은 뇌신경의 압박을 해소시켜준다.

2. 뇌실의 위치

제4뇌실 압박법은 후두골 십자융기가 만나는 지점에 접촉하여 후두골의 모틸러티를 감지하여 스틸을 만드는 테크닉이다.

먼저 고객의 머리 위쪽에 의자를 놓고 고객의 머리와 세션 기버 간의 간격 의자 높이와 세션 테이블의 높이 팔꿈치의 위치 등을 확인한 후 "머리에 터치하겠습니다." 라고 멘트!

3. 핸드 포지션

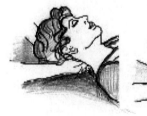

양 손바닥을 고객의 귀 옆 바깥 쪽 바닥에 대고, 목 밑으로 손바닥을 동시에 밀면서 들어가 포개면서 그림과 같이, 후두골에 접촉한다.

하지만 고객이 이 포지션을 불편하게 여기면 손바닥을 서로 포개지 말고 나란히 펼쳐 후두부에 접촉한다.

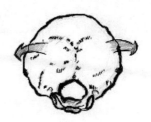

CV4 포지션에 있어 업레저 방식과 서덜랜드 방식은 큰 차이를 보인다. 포지션은 틀려도 테크닉의 메커니즘은 하나다. 내 개인적으로 서덜랜드 방식의 CV4 포지션을 더 선호하는 편이다. 보다 안정적이고 또한 편안해서 테크닉을 제대로 수행하는데 적합하다.

4. 테크닉_제4뇌실 압박법

후두골의 모틸러티는 In-Out로 감지된다.

In 즉 익스텐션 때 스틸을 만든다. 다른 어떤 테크닉보다 CV4 에서는 시간이 걸리더라도 스틸 단계를 완전히 마무리할 것을 권한다.

물론 고객의 시스템을 강요할 필요는 없다. 깊고 질 좋은 스틸은 당신의 손바닥을 쿠션처럼 기대어 오는 두 개천골계에 15분간의 깊은 휴식을 제공할 수 있다. 몇 주기를 감지하다 뉴트랄 포인트에서 out으로 나갈 때 천천히 양손을 펼쳐 바깥 방향으로 천천히 손을 부드럽게 뗀다.

롤링 포지션

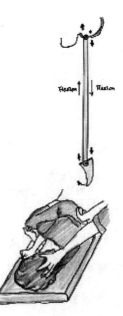

1. Core-link의 형태&위치

후두골과 천골의 운동성을 동시에
감지할 수 있는 포지션이다. 핵심 연계
(Core Link) 경막관(Dual Tube)으로 연결
되어 있는 후두골과 천골은 쌍둥이라고
불릴 만큼 동일한 운동성을 표현한다.

운동성의 도르레 역할을 하는 경막관
은 후두골과 천골간의 정상적인 운동성은
물론, 비정상적인 운동성까지 성실한 우편배달부처럼 전달한다.

후두골과 천골간의 정상적인 운동성은 척추내 경막관의 자유로운
운동성을 허락하고 척수 신경의 통로에 여유를 제공하며 천골과 후두

골에 접지된 결합 조직과 외층 근육의 이완을 도와준다. 많은 경우 잘 못된 자세와 장시간의 컴퓨터 사용으로 천골과 후두골을 싸고 있는 근육이 일측 또는 양측으로 과다 긴장하여 후두골과 천골은 물론 척추까지 틀어지는 '비정상의 파급 효과'를 가져온다. 롤링 포지션을 통해 후두골과 천골의 운동성 감지는 물론 동시에 스틸을 만들 수 있다.

2. 핸드 포지션

고객에게 몸을 돌려 옆으로 누우라고 말한다.

어느 방향으로 돌아누워야 하는지, 방향 제시를 해주면 자세를 취하기 쉽다. '새우잠'을 자는 듯한 이 포지션에서 우리는 준비된 여러 개의 쿠션을 사용한다. 아주 낮은 쿠션은 머리에, 넓고 두터운 쿠션은 두 다리 사이에, 작고 푹근한 쿠션은 고객의 가슴에 안게 한다.

쿠션은 롤링 포지션을 취하는 동안 골반과 가슴, 목 긴장을 덜어주며 그 편안함은 고객들에게 엄마의 뱃속에서 느낀 향수를 불러들이기도 한다. 그래서인지, 롤링 포지션 때 잠든 고개의 모습은 마치 아기 천사 같다.

3. 테크닉_핵심 연계에 스틸 형성

천골과 후두골 둘 다 같은 운동성(FL-FL / EX-EX)일 때 스틸!손은 천골이 뉴트럴에서 플렉션이 시자될 때, 후두골은 익스텐션일 때 뗀다.

횡측 격막 해소
Transverse Fascia Release

● 파샤라는 랩으로 쌓여 있는 인간

우리가 아무리 뛰고 뒹굴어도 우리의 내장과 척추, 손, 팔, 다리는 언제나 그 자리에 있다. 나무 높이만큼 점프 한다고 해도 그 힘 때문에 폐나 심장이 어깨 위로 출렁이지 않는다.

우리의 다양한 움직임에도 '인간의 형태'가 흐트러지지 않고 인간으로서의 품위를 유지할 수 있게 하는 것이 바로 '파샤Fascia, 근막'이다. 의학 용어 사전에서 파샤(Fascia)를 찾아보면 이렇게 정의되어 있다.

> "근막, 생체의 근(육) 및 여러 종류의 기관을 싸고 있거나 피부의 심층에 있는 섬유 조직의 얇은 층이나 대상 구조물"

근막은 우리가 일상적으로 사용하는 '랩'과 같다.

필름처럼 얇은 랩이 우리 몸 안에 있는 모든 것을 섬세하게 감싸고 보호한다. 장을 싸고 있는 장낭, 심장을 싸고 있는 심장낭, 근육을 싸고 있는 근막, 가장 미세하게는 세포를 싸고 있는 세포막이 있으며 가장 외층으로는 피부가 있다.

현미안적 시각으로 보면 인체의 어느 것 하나 막이 아닌 것이 없다. 우리 몸은 마치 거대한 페스튜리 빵처럼 수천 겹의 얇은 막으로 만들어진 생명체 같다. 근막에 의해 장(소장, 폐, 심장, 기타)들은 독립적으로 움직일 수 있으며 마찰로 인해 발생할 수 있는 염증이나 출혈을 막을 수 있다. 근막은 인체를 구성하는 모든 존재에게 고유의 독립적 영역을 배분하고 동시에 하나 된 유기체 역할을 할 수 있게 한다. 누워 있는 친구의 발을 잡고 살짝 당겨 보면 발에서 가장 먼 곳, 머리 근육까지 당겨지는 것을 알 수 있다. 우리 몸은 머리끝부터 발끝까지 근막으로 연결되어 있으며 '근막 연속성'이라는 특징을 가진다.

● 근막 연속성

주로 수직 방향(Longitudinal direction)으로 연결되어 연속성의 특질을 나타내는 근막은 미세한 활주(gliding&sliding) 운동성을 허락한다.

근막계가 표현하는 미세한 운동성은 신경계를 통하여 두개천골계의 리드믹컬한 운동성에 상응하며 지속적으로 유지된다.

활주 운동성이 제한당하거나 운동성이 정지되는 경우 근막계는 두개천골계 내부의 뇌척수막과의 긴밀한 연결성을 통해 비정상적인 두개천골 운동성을 일으킬 수 있다. 두개천골계에 영향을 미치는 주된 근막은 주로 '횡 방행'으로 형성된 근막이다.

씨실과 날실 같은 종축 근막과 횡축 근막의 교차로는 교통 체증 지역처럼 '긴장 형성 다발 지역'이다. 횡측 근막은 주로 두 뼈가 만나는 관절 부위 즉, 발목, 손목, 손가락 마디, 무릎 등이나 인체에 특별히 나누어야 할 구역이 있는 곳에 형성된다. 발목이나 손목의 잦은 통증이나 무릎에 쉽게 염증이 발생하는 것도 종축과 횡축으로 관통하는 두 근막의 긴장이 혈액 순환 문제나 근육, 신경에 영향을 미치기 때문이다.

근막 연속성에 문제가 생기면 유착, 염증, 협착, 기능 장애, 순환 문제 등을 의심할 수 있다.

● 근막 운동성 감지법

두개천골 운동성에 영향을 미치는 횡측 근막은 아래와 같다.

1. 골반강 하부를 이루는 골반 격막

2. 복부강과 흉부강을 분할해 주는 횡경막

3. 쇄골 바로 밑에 형성된 인후두 격막

4. 설골을 지지하는 근막

5. 경추1번과 후두골저를 받치고 있는 막

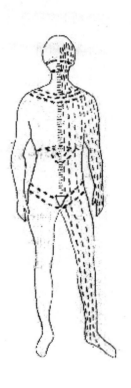

우리는 위에서 제시된 5군데의 횡근 근막에 해소 테크닉을 실시할 것이다.

횡측 근막의 운동성은 중심선에서 바깥으로 밀려나갔다가 중심으로 되돌아오는 운동성이 커플처럼 표현된다.

● 골반 격막 해소 테크닉

아래에 소개될 테크닉은 AO 해소를 제외하고 다른 부위의 다양한 근막 해소에 공통적으로 적용될 수 있다.

횡측 근막의 운동성은 형성된 형태대로 횡측으로 움직인다. 몸을 관통하여 형성되어 있기에 근막 해소 시 보통 양손을 사용한다.

1. 해당 부위에 손을 전후면으로 마주 보게 놓고 어깨, 팔, 손의 긴장을 완전히 뺀다.

2. 손이 마치 물이 스펀지에 스며드는 것처럼 몸속으로 녹아들어 간다고 생각한다. 매트릭스에서 네오가 '트리트니의 심장에서 총알'을 빼는 장면을 상상하면 도움이 될 것이다.

3. 전후면의 양손이 마치 맞닿았다고 느껴지면 여유를 가지고 근막 운동성이 감지될 때까지 기다린다.

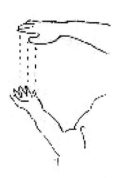

4. 중심선에서 횡측으로 미끄러지듯 이동하는 근막의 운동성을 따라가다 제한 지점에서 멈추면 5g의 보이지 않는 장벽을 형성하고 제한이 해소될 때까지 기다린다.

5. 스틸 포인트가 형성되면 제한을 해소할 포턴시 형성으로 근막이 스트레칭을 하듯 더 멀리 이동한다. 제한이 해소될 때 티슈가 부드러워지거나, 열이 나거나 치유 맥박이 발생할 수 있다.

6. 반대 방향으로 다시 움직여 가서 똑같은 방식으로 제한을 해소한다.

7. 근막의 횡측 운동성을 몇 번 따라가다 중심선에서 천천히 전면의 손을 먼저 떼고 잠시 후, 후면의 손을 천천히 정중하게 뗀다.

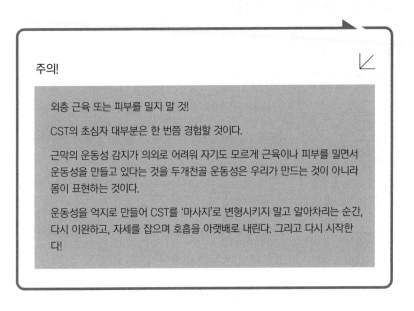

주의!

외층 근육 또는 피부를 밀지 말 것!

CST의 초심자 대부분은 한 번쯤 경험할 것이다.

근막의 운동성 감지가 의외로 어려워 자기도 모르게 근육이나 피부를 밀면서 운동성을 만들고 있다는 것을 두개천골 운동성은 우리가 만드는 것이 아니라 몸이 표현하는 것이다.

운동성을 억지로 만들어 CST를 '마사지'로 변형시키지 말고 알아차리는 순간, 다시 이완하고, 자세를 잡으며 호흡을 아랫배로 내린다. 그리고 다시 시작한다!

1. 골반 격막의 위치 & 형태

골반 격막은 생식 격막이라고도 하며 하문 거근과 미골근 등이 이에 포함된다. 골반 격막은 골반강 하부를 감싸고 있어 생식기는 물론 방광, 요도, 직장, 항문 등이 생리적 기능을 할 수 있도록 튼튼한 지지대 역할을 한다. 골반 격막의 과다 긴장은 골반강 내의 혈액 순환 및 신경 근골격계에 영향을 미쳐 하복부의 장기 기능 저하는 물론 골반 뼈의 뒤틀림 현상을 만들기도 한다. 골반 뼈가 중심선에서 틀어지면 척추는 물론 턱의 구조까지 문제를 야기할 수 있다.

유연하고 탄력적인 골반 격막은 마음의 안정과 '접지감'을 주어 안정적인 심리 상태를 만들어 준다.

2. 핸드 포지션

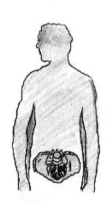

골반 격막의 정확한 장소에 손을 접촉하기 위해 우리는 먼저, 고객의 골반극을 테크닉의 한 부분처럼 손바닥으로 위치를 확인한다.

이때 골반극을 더듬거나 거친 터치로 고객의 기분을 언짢게 하는 일은 삼가하자. 모든 터치를 테크닉의 일부처럼 수행한다.

골반극이 확인이 되면 골반극 양쪽으로 선을 그었다 생각하고 그 선 바로 아래 그리고 치골 바로 위에 전방의 손을 접촉하면 된다. 후방의 손은 엉덩이 밑, 천골에 접촉한다.

3. 테크닉_골반 격막 해소

양손을 골반 격막의 위치에 정확하게 접촉한 후 어깨와 팔의 긴장을 빼고 가장 편안한 자세를 취한다.

전방에 올려진 팔 밑에는 작은 쿠션을 받쳐 팔꿈치를 쿠션에 완전히 기댄다.

손이 점점 녹아들어간다고 생각하고 전방과 후방이 손이 하나가 된 것처럼 느낀다. 파샤의 운동성이 감지되면 양 방향에서 제한된 지점을 찾아 해소 한다.

PELVIC DIAPHRAGM RELEASE 골반 격막 해소

1. 전후방으로 '골반 격막'이 위치한 곳에 올바른 손포지션을 놓는다.
2. 가볍게 5g으로 시작해서 손이 근육을 녹여서 틀어가듯 완전히 이완한다.
3. 전후방의 두 손이 하나로 느껴질 때 근만 운동성이 감지된다.
4. 좌-우 근막이 제한 당하는 곳을 찾아 기다렸다가 해소시킨다.

HAND POSITION 1.

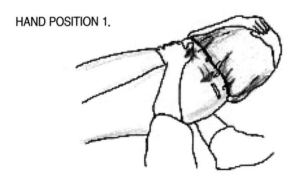

HAND POSITION 2.

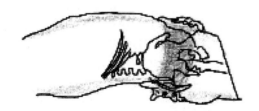

● 횡경막 해소 테크닉

1. 횡경막의 위치 & 형태

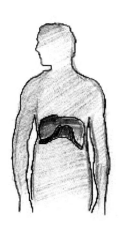

　횡경막은 흉부강과 복부강을 분할해 주는 횡측의 가장 큰 격막이다. 우리가 호흡할 때마다 위아래로 오르내리고 '답답하다'고 느낄 때 쓸어내리는 곳이라 우리에겐 가장 친숙하다.

　'딸꾹질'이라 불리는 '횡경막 경련'도 갑자기 놀래거나 긴장을 했을 때 흔히 겪는 일로 물을 마시거나 숨을 참는 방법으로 놀란 횡경막을 진정시키기도 한다.

대동맥과 대정맥, 식도 등이 횡경막을 통과하고 경추 3, 4, 5 신경이 횡경막을 조정한다. 횡경막은 우리의 사소한 일상과 아주 밀접하게 연결되어 있다. 우리의 기분 상태, 스트레스, 화, 분노 등에 민감하다. 횡경막의 과다한 긴장은 호흡 장애, 목의 과다 긴장, 위 기능 장애를 유발할 수도 있다. 자주 '체기'를 느끼는 경우 횡경막 해소 테크닉이 큰 도움이 될 것이다. 더불어 횡경막은 두개천골계에 배치된 에너지 센터, 제3의 차크라가 있으며 제3의 차크라는 '자신의 파워와 대인 관계'를 상징한다.

2. 핸드 포지션 및 테크닉_횡경막 해소

후방(등)에 놓일 손을 먼저 접촉한다.

손바닥을 천정으로 보게 한 채 미끄러지듯 접촉 부위를 들어간다.

다음, 전방에 손을 접촉한다. 검상 돌기가 손바닥 가운데에 접촉되
도록 손바닥을 펼쳐 천천히 접촉한다. 횡경막은 호흡 때마다 오르내리
기 때문에 호흡 밑으로 근막의 운동성을 찾기가 쉽지 않다.

호흡에 주의를 기울이지 말고 중심선을 기준으로 외측으로 또는 중
심선을 향해 밀려오는 운동성을 기다린다.

RESPIRATORY DIAPARAGM RELEASE 횡경막 해소 테크닉

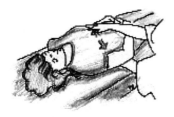

횡경막 해소를 위한 핸드 포지션

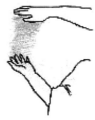

1. 처음에는 가볍게 접속한다.

2. 점차적으로 손이 티슈 안으로 녹아들어간다고 생각하면서 티슈가 반응한 만큼만 무게를 더해간다.

3. 파샤의 운동을 따라가다 양 방향에서 제한된 지점에서 멈춘다.

4. 해소될 때까지 기다린다.

횡경막 해소 측면

● 인후두 격막 해소 테크닉

1. 인후두 격막의 위치와 형태

인후두 격막은 흉골, 쇄골, 견갑골, 갈비뼈, 흉곽 등의 뼈에서 기시한 근막들에 의해 잘 짜인 그물처럼 구성되어 있다.

이곳은 경추 하부와도 연결되어 있어 목, 어깨, 견갑골로 이어지는 근육통, 근막통, 견비통 해소에 적합하다.

뇌외로 배출되는 정맥혈이 통과하고 흉부 임파가 배출되는 요충지라 격막의 과다 긴장은 체액의 정체 현상을 빚기도 한다.

이곳에 발생하는 '울혈(cogetion)'은 육체적인 원인보다 심리적 요인이 더 많으며 해소되지 않은 '감정의 에너지'가 티슈의 긴장을 만들어 육체적 문제를 만들기도 한다.

'울화증'은 말 그대로 '화'로 인해 발생한 인후두 격막의 과다 긴장이 체액을 울혈 상태로 만듦에서 비롯된 것이다. 인후두 격막 긴장으로 인해 발생한 체액의 울혈이 빨리 해소되지 않으며 심장과 폐 기능에 영향을 미치게 된다. 마음을 잘 다스림으로써 건강을 유지한다는 것, 이것은 격막을 해소할 때마다 되새겨지는 말이다. 불완전한 인간으로서 감정을 극복하지 못하는 것을 부끄러워할 필요는 없다.

자각하고 보살피는 것이 우리에겐 더 필요한 요즘이다.

2. 핸드 포지션 및 테크닉_인후두 격막 해소

의자를 고객의 어깨선까지 이동시킨다.

먼저 한 손으로 고객의 어깨를 부드럽게 들어 올리면서 다른 한 손으로 하방 격막에 접촉한다. 이때 손은 척추선에 놓이며 손바닥 끝이 경추 7번에 닿도록 한다. 다음, 나머지 손은 쇄골의 '브이'자 모양에 엄지와 검지를 펼쳐 경계선에 닿고 한 후 나머지 손은 모아 손바닥과 함께 부드럽게 접촉한다. 전방의 손이 쇄골 경계선을 훌쩍 넘지 않도록 주의한다. 정확한 부위에 접촉해야 우리가 목적하는 운동성에 도달할 수 있다. 손이 몸을 관통하듯 녹아들어야 한다. 온몸에 긴장을 빼고 필요한 경우 쿠션을 사용하여 팔을 지지한다.

THORACIC INLET RELEASE 인후두 격막 해소 테크닉

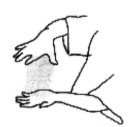

HAND POSITION

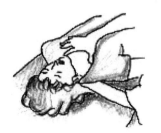

이 부분은 많은 뼈들로 구성되어 있다.

갈비뼈 / 흉곽 / 흉골 / 경추 / 흉추

뼈들이 많다 보니 해소가 어려울 수도 있으나 여러분의 감지망을 펼쳐 파샤의 운동성을 감지하다 보면 어렵지 않게 해소가 가능하다. 감지를 가장 잘 할 수 있는 방법은 이미 여러분이 알고 있는 '연습'이다.

● 설골 해소 테크닉

1. 설골의 위치와 형태

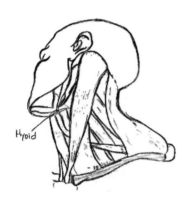

'u'자 모양의 설골은 두개천골계의 그 어디도 소속되지 않은 '미소속의 떠 있는 뼈'이다.

안면골 15개의 뼈로써 해부학 책에는 그 소속을 명확히 밝혔지만 CST에서는 설골이 두개골 운동성(특히 접형골)에 직접적인 영향을 받지 않는다는 이유로 안면골에서 과감히 뺀다.

14쌍의 근육에 의해 어떤 뼈에도 접지되어 있지 않은 설골은 구강 바닥을 형성하는 근육에 연결되어 있어 우리가 말을 하거나 침을 삼킬 때마다 덜꺽거리며 오르내린다.

목에 가시라도 걸린 것처럼 답답하고 음식이나 침을 삼킬 때 불편한 경우 X-Ray 상으로 아무 문제가 없다는 진단이 나오면 '설골의 과긴장' 이 요인이 될 수 있다.

미세한 움직임을 허용하는 설골 운동성이 14쌍 근육들의 부분적 혹은 전체적 과긴장으로 인해 움직임이 자유롭지 못할 때 목을 조이는 듯한 긴장을 표출한다. 설골 운동성을 가동시킴으로써 턱과 경추, 쇄골 근육 긴장 해소, 편안한 목소리와 말을 할 때나 표현하기가 한결 쉬

워진다. 설골은 "제5차크라"가 존재하는 가장 근접한 장소로써 "표현"에 관한 이슈를 상징한다.

'자신에 대한 표현'을 어떻게 하느냐에 따라 인체의 한 부분이 강하게 반응한다는 재미있는 사실은 우리의 몸과 마음이 따로 있지 않음을 보여 준다.

2. 핸드 포지션 및 테크닉_설골 해소

설골은 혀와 후두 융기 "Adam's apple" 사이의 설근 속에 위치하는 작은 뼈!

다른 뼈들과 관절하지 않고 인대에 의해 측두골 경상돌기에 매달려 있다. 중앙부를 설골체(body)라고 하고 양끝에는 전방으로 돌출된 1쌍의 소각 Lesser horn과 후방으로 돌출된 1쌍의 대각 great horn이 있다.

혀를 움직이거나 연하 작용을 할 때 필요한 근육의 부착부가 된다.

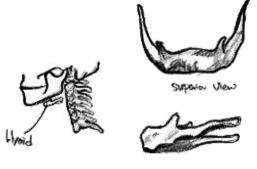

Hyoid Realeas Technique 설골 해소 테크닉

1. 한 손은 경추를 감싸고 다른 한 손으로는 설골의 정확한 위치를 찾아 가볍게 엄지와 집게 손각락으로 잡는다. (파트너에게 혀를 움직이거나 침을 삼켜 보라고 하여 설골의 위치를 찾는다.)

2. 좌-우 운동을 체크한 후 가기 쉬운 방향부터 간다.

   indirection technique

   1) 제한 지점까지 가서 기다린다.

   2) 제한 상태가 풀려 좀 더 먼 방향으로 가동이 일어난 후

   3) 중앙 지점으로 다시 돌아온다.

3. 반대 방향도 같은 방법으로 해소한다.

4. Lifting 천정 방향으로 설골의 각도를 그대로 살린 채 5g으로 부드럽게 천천히 끌어올린다.

5. Floating 느낌이 나면 해소된 것으로 설골을 잡고 있는 손을 부드럽게 먼저 떼고 잠시 후 경추를 싸고 있는 손도 부드럽게 빠져나온다.

HAND POSITION

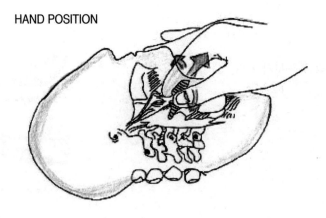

AO 해소 테크닉
: New postion 소개

1. AO의 위치와 형태

경추 1번과 후두골 사이에는 '디스크'가 없다.

디스크도 없이 경추 하나로 지구를 받치고 있는 신화 속 아트라스처럼 두개골 전체를 받치고 있으려니 주위 근육들이 여간 긴장되는 것이 아니다. 경추 1번과 후두골 간의 근육 과긴장은 무엇보다 뇌내 혈액 순환과 만성 피로 증후군의 주된 원인이 될 수 있다.

그 뿐인가, 경정맥공을 통과하는 설인 신경, 부신경, 미주 신경등이 주위 근육 구축 현상으로 인해 뇌신경 장애가 발생하기도 한다.

AO 해소는 뇌신경의 통로에 여유를 주어 부신경, 미주 신경, 설인 신경이 제 역할을 다할 수 있도록 도와주고 두개관 정맥 역압 현상과 두통을 해소시키며 뇌내 혈액 순환을 도와 불면증, 눈의 피로, 턱 근육 긴장 완화를 가져온다.

숙련된 CST 전문가도 오랜 연습을 통해 정확한 기술을 습득할 수 있는 AO 테크닉은 그 난이도만큼 고객들의 선호도가 높다. 조금만 신경을 쓰면 뒷목이 당기고 머리가 멍해서 뒤통수를 퉁퉁 쳐대다가도 AO 테크닉을 해 주면 숨통이 트이고 머릿속에 신선한 공기라도 불어 넣은 듯 맑아진다. CST 전문가들에게 가장 받고 싶은 테크닉이 무엇이냐고 물어보면 이구동성이다. AO~

2. 손가락 포지션

양손으로 머리를 받치고 손가락을 이용해서 후두골 가장자리를 찾는다. 손가락으로 경추에서 마사지하듯 끌어올리면서 가장자리를 찾거나 반대로 후두골 윗부분에서 끌어내리면서 경계면을 찾는다.

후두골 가장자리에 엄지손가락을 뺀 나머지 네 손가락을 밀착하여 손가락으로 끝부분으로 마치 아트라스가 된 것처럼 받친다.

양손 모두 사용하며 손톱이 닿아서는 안된다. 이때 고객의 턱이 전상방을 향하면 경추1번에 도달하기가 쉽다.

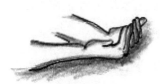

〈 손가락 포지션 〉

3. 테크닉1_경추1번 횡돌기 접촉

후두골의 가장자리에 양손 모두 접촉 한 후 손가락 끝에 힘을 **빼고** '근육을 녹 인다'라고 생각한다. 손가락 끝에 힘이 들 어갈수록 근육이 저항이 심하여 깊이 들 어가기 힘들다. 손가락 끝이 부드러울수 록 우리는 경추 1번에 도달하기 쉽다는

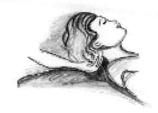

〈 AO 해소 테크닉 〉

것을 기억하고 손가락에 힘이 들어갈 때마다 계속해서 이완한다.

단, 손가락이 머리 무게에 구부러지지 않도록 하며 '이완 속의 긴장' 상태를 적절히 유지한다. 근육이 이완될수록 머리가 점점 무겁게 내려 온다. 머리의 무게에 의해 손가락이 자연스럽게 경추 1번과 후두골 사 이에 들어가면, 후두골이 경추 1번에서 서서히 분리된다.

4. 테크닉2_occiput attracion 후두골 견인

두 번째, 세 번째 손가락으로 경추 1번 횡돌기를 고정하고 네 번째, 다섯 번째 손 가락을 묵직하게 밀면서 내려온 후두골을 두방으로 5g을 사용해서 서서히 끌어당긴 다. 그 동안 후두골과 경추 1번이 가졌던 밀착 관계가 생전 처음으로 분리가 되면서

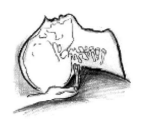

〈 후두골 견인 〉

숨통이 트인다.

우리 손가락들이 경추 1번을 대신해 '아트라스' 역할을 해주는 동안 경추 1번은 후두골에서 분리되어 오랜만에 여유와 휴식을 가진다.

(5) 테크닉3_Spreading 스프레딩

후두골이 다시 제자리로 돌아가고 나면, 양손을 외측으로 5g 약간 벌려 준다. 후두골 과상 돌기에 접지되어 있는 근육들의 긴장 완화를 도와준다.

스프레딩은 짧게 하되 부드럽게 행하여 통증을 유발하지 않는다.

스프레딩이 끝나면 손가락을 펴서 머리가 손바닥에 닿도록 한 후 손바닥을 펼쳐 천천히 머리에서 뗀다.

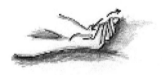

〈 스프레딩 〉

경막관 트랙션
Dural Tube Traction

경막관 트랙션은 CRI 단계에서 세션을 위한 평가 도구가 된다.

경막관 트랙션을 통해 우리는 척추의 형태, 파샤 해소가 필요한 장소, 장기 기능, 근육의 긴장도에 관련된 몸의 정보를 수집할 수 있다.

셔덜랜드 방식의 CST는 업레져 방식에서 소개된 '10프로토콜 세션'과 달리 테크닉을 쓰고자 하는 장소에 최대한 15분을 할애한다.

1시간 풀 세션을 한다면 최대한 4군데에서 테크닉을 사용할 수 있으며 전문가는 긴장도가 가장 높은 곳이나 타성의 축이 되는 장소를 정확하게 찾아내어 "최소한의 테크닉으로 최대한의 치유 효과"를 이끌어내야 한다.

스틸을 주된 교정 테크닉으로 사용하는 CST는 몸의 타고난 자연 치유력을 이끌어 내기 위해 얕고 짧은 스틸보다 깊고 높은 응축력의 스틸을 만들어야 한다.

정자와 난자가 최초에 만든 '스틸네스'가 15분인 것을 기억한다면 후천적 환경에서 우리 티슈는 최소한 15분의 시간이 주어져야 (몸마다 조금씩 다르긴 하지만) 충분한 스틸네스를 만들 수 있다.

최소한의 테크닉을 사용하기 위해 경막관 트랙션 테크닉은 CRI 단계에서 가장 유용한 평가 도구가 된다. 경막관 트랙션 테크닉은 LEVEL1에서 반드시 손에 익혀야 하는 테크닉으로 의료계에 종사하는 전문가나 타 바디워커들이 가장 습득하고 싶어 하는 테크닉이기도 한다.

여기 저기 만져 보거나 옷을 벗어 척추를 직접 보지 않아도 트랙션 테크닉은 겉에서 드러나는 척추 문제는 물론 앞으로 발생할 수 있는 척추 문제까지 감지가 가능하며 맥을 짚어보지 않아도 장의 기능이 한의사가 진맥한 것만큼 가늠될 수 있다.

트랙션을 통한 평가의 정확도는 많은 시간과 연습이 필요하며 테크닉을 배우자마자 습득되는 테크닉이 아님을 알고 부단한 정성과 인내심을 가져야 한다.

1. Dural tube attachment_랩 당겨보기

트랙션 테크닉을 사용하기에 앞서 우리는 폭이 넓은 랩을 바닥에 길게 펼쳐 놓고 경막관을 당기듯 5g으로 당기는 연습을 한다.

놀이처럼 연습하면 실제 테크닉을 사용할 때 도움이 될 것이다.

POINT. Dural ube Attacment

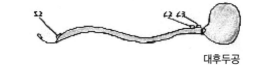

대후두공

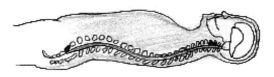

〈 전체 두개관과 열결된 경막관 〉

경막관은 척추관 내에 비교적 느슨한 상태로 부착되어 있다.

후두골의 대후두공에 링 모양으로 단단하게 부착된 후 경추 2, 3번 전면과 천골 2번 전면, 단 3곳에만 부착되어 있다.

2. 핸드 포지션

경막관 트랙션은 천골과 후두골 양쪽 모두 터치가 가능하다. 핵심 연계로서 천골과 후두골 운동성의 도르래 역할을 하는 경막관을 이 장에서는 후두골 접촉을 통해 트랙션을 하고자 한다.

고객의 머리 위쪽에 앉아 고객과의 거리, 의자의 높이를 확인한다. 두 손바닥을 세션 테이블 바닥에 놓고 옆에서 밀듯이 내측 방향으로 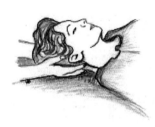 들어가 목 사이의 틈을 이용해 머리를 가볍게 들어 올리며 후두골에 접촉한다. 손바닥의 긴장을 빼고 머리를 위한 푹신한 소파가 되었다고 생각한다.

3. 테크닉_경막관 트랙션

이것은 마치 바다에 드려 놓은 낚싯줄을 잡아당기는 것과 같다. 낚싯줄에 척추 개수만큼 방울을 달았다고 상상하고 후두골의 익스텐션 시 천천히 경막관을 두 방으로 5g을 이용해서 당긴다.

낚싯줄에 달린 방울의 숫자를 세듯이 천천히 경추1번에서 천골 2번까지 세어 나간다. 경막관을 미세하게 당기는 동안 낚싯줄의 방울이 바위에 걸린 듯 제한 당하는 지점이 있으면 제한 지점을 파악한 후 5g을 유지한 채 해소될 때까지 기다린다. 이때 제한 지점을 무리하게 끌어당기며 해소하려 하지 말 것! 바위에 걸린 낚싯줄을 무리하게 끌어내면 끊어지는 것처럼 5g 이상의 압력은 경막관과의 접촉을 단절하게 만들어 CST 초심자는 아무런 느낌을 가질 수 없게 된다.

천천히 끌어당기다 보면 중심선에 놓여야 할 경막관이 왼쪽 또는 오른쪽으로 구부러지거나 치우친 경우를 감지하게 된다. 경막관 트랙션을 통해 우리가 반드시 해소해야 할 지점은 극심한 커브 지점이나 심한 '정체Bloked' 혹은 제한 'restricted' 지점이다.

경막관 전체에 크고 작은 커브와 정체 혹은 제한 지점이 형성되어 있어도 우리는 그중에서 균형을 깰 수 있는 '핵심 요인'을 찾아 해소해야 한다. 천골 2번에 도달하면 경막관은 팽팽한 고무줄처럼 탄력적인 질감을 표현한다. 천골 2번에서부터 5g을 해제하며 숫자를 세면서 위로 천천히 올라와 후두골 운동성을 감지한다. 익스텐션 때 머리에서 부드럽게 손을 뗀다.

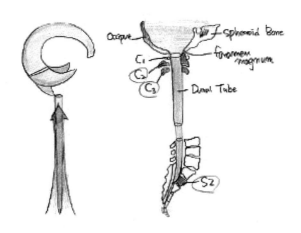

셔덜랜드 방식과 베커 방식
Vault Hold

'볼트 홀드'는 양손을 이용해 두개골 전체를 감싸듯 접촉하여 두개골
의 통합적 운동성을 한 번에 감지할 수 있는 테크닉이다.

볼트 홀드에는 두 가지 포지션이 있다.

가장 폭넓게 사용되는 정통적 방식인 '셔덜랜드 포지션'과 그 방식을
수정한 '베커 방식'이 그것이다.

볼트 홀드를 위해 우리는 약간의 엑서사이즈가 필요하다.

손바닥을 부드럽게 비비고 손가락 마디마디를 마사지해 준 후 손을
스트레칭 하며 충분히 풀어 준다. 특히 셔덜랜드 포지션은 손가락의
정확한 위치가 중요하며 손가락 하나하나에 배치된 두개골의 운동성

을 감지하기 위해서는 손끝에 긴장이 있어서는 안된다.

손이 작은 경우 (나처럼…)라도 손가락 스트레칭을 평소에 열심히 하면 웬만한 크기의 두개골은 서덜랜드 포지션이 가능하다.

볼트 홀드는 두개골 작업 전, 전체적 혹은 개별적 두개골 운동성 감지를 통해 "짧은 시간에 가장 효과적인 치유"를 이끌어 낼 수 있다. 두개골 모두를 감지, 교정할 필요가 없다. 1개의 **뼈**를 통해 두개골 전체를 치유, 교정하는 것이 바로 CST의 치유 방식이다.

1. 서덜랜드 방식의 볼트 홀드

양손을 펼쳐 머리 위에서 천천히 내려가 두개관에 부드럽게 접촉한다. 양 손바닥을 측두골과 두정골을 옆에서 감싸듯 놓고 압박감이 느껴지지 않도록 접촉!

다음 각 손가락들은, 다음에 위치하고 엄지손가락은 두정골 바로 위에 편안하게 놓는다.

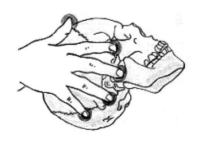

> 엄지손가락 – 전두골
> 두 번째 손가락 – 접형골
> 세 번째 손가락 – 관골 돌기
> 네 번째 손가락 – 유양 돌기
> 새끼손가락 – 후두골
> 손바닥 – 두정골

정확한 포지션을 취한 후 어깨, 팔, 손을 이완하며 두개골의 생리적 운동성을 듣는다. 감지를 하다보면 양손이 두개골 중심으로 압박을 가할 수 있다. 지속적으로 손바닥에 긴장을 풀고 '두 손 사이에 충분한 공간을 만든다'라고 생각한다.

손의 접촉은 물 위의 코르크처럼….

2. 베커 방식의 볼트 홀드

마찬가지로 머리 위에서 천천히 접촉한다.

엄지손가락이 접형골 대익(관자노리)에 접촉하고 나머지 손가락은 귀를 감싸듯 편안하게 놓는다.

새끼손가락은 후두골에 접촉한다.

이 방식은 '접형골 기저면'의 운동성 감지를 통해 전체 두개골 운동성을 감지할 수 있으며 서덜랜드 방식의 포지션이 어려운 경우 이 방식이 권장될 만하다.

비디칸의
손 감각 깨우기 엑서사이즈

근막 해소 테크닉 또는 두개천골 운동성 감지를 위해 우리는 먼저, 손의 감각을 깨울 필요가 있다.

소개되어질 액서사이즈는 내 개인적인 경험을 토대로 만든 것으로 꾸준히 연습하면 '손의 감각 깨우기'는 물론 CST 작업 시 많은 도움이 될 것이다.

처음에는 몸에 터치하지 않고 손으로만 이미지를 '영상화' 하다가 나중에는 몸에 터치한 채 같은 방식으로 연습한다. 안개 속 너머로 희미하게 움직이던 운동성이 안개가 걷힌 듯 명확해질 때 비로소 이 엑서사이즈의 효력을 알아차릴 것이다.

1. 편안한 자세로 의자에 앉거나 바닥에 편안하게 앉는다.

2. 양손을 간격을 두고 띄운 채 위아래로 마주 보게 한다.

3. 눈을 감는다.

4. 천천히 호흡하면서 위쪽에 놓인 손바닥에 '감지'라는 미끼를 매달은 낚싯줄이 있다고 상상한다.

5. 손바닥에 매달린 낚싯줄이 느껴지면 마음속으로 '네'라고 한다.

6. 천천히 그 낚싯줄을 내리기 시작한다.

7. 아래쪽에 있는 손바닥에 낚싯줄이 닿았다는 느낌이 들면 마음속으로 '네'라고 한다.

8. 편안하게 아랫배로 호흡하면서 양손을 동시에 의식한다.

9. 천천히 양손을 내리고 휴식한다.

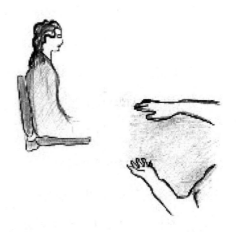

전두골
Frontal Bone Lifting Technique

1. 전두골의 위치와 형태

우리가 흔히 이마라고 부르는 곳, 해부학적 용어로 '전두골'이라고 한다. 전두골은 코뼈 바로 위, 미간쯤에 손바닥을 펼쳐 한 뼘으로 머리에 닿는 부위까지이다.

안구의 윗부분을 덮고 있어 '안구의 천정' 이라고도 부르는데 겉으로 보이는 평면적인 모습과는 달리 'ㄱ'자 모양으로 안구 위쪽으로 깊이 들어가 있다. 달걀판을 보면 달걀을 넣고 깨지지 않도록 달걀 모양의 오목한 부분과 그 사이 경계면을 이루는 볼록한 부분을 볼 수 있다. 그 사이에는 '사골(ethmoid)'이 들어갈 수 있도록 사골과 닿는 부분에 맞도록 홈이 잘 나있다.

〈 접촉하는 뼈 – 접형골, 사골, 관골 돌기, 비골 〉

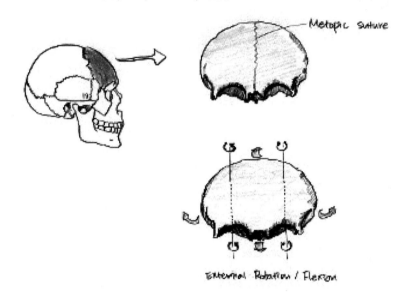

2. 전두골의 운동성

전두골은 태아 시절에 2개의 뼈로 전두 봉합(meopic suture)로 나뉘어 져 있다가 하나로 융합된다.

두개천골 운동성에서 이 흔적이 보여 주는 모틸러티를 여전히 감지 할 수 있다. 전두골의 모틸러티는 중심선에서 내측으로 밀려나갔다고 중심으로 밀려들어오는 'in-out' 운동성을 표현한다. 전두골의 모빌러 티는 마치 참치 캔이 열릴 때의 모습 같다.

참치 캔 뚜껑에 있는 작은 손잡이를 잡고 뚜껑을 당겼을 때처럼 쑥 올라갔다가 뚜껑을 완전히 젖혔을 때처럼 뒤로 빠진다.

이것을 우리는 '플랙션-익스텐션'이라 부른다.

3. 핸드 포지션

네 번째 손가락은 전두골의 안와부 외측에 관골 돌기와 결합하는 전두 돌기에 접촉한다. 전두 돌기는 눈썹이 끝나는 지점에 약간 볼록하게 튀어나온 부위이다. 네 번째 손가락이 전두 돌기에 정확하게 접촉하고 나면 양손의 엄지손가락이 교차가 되게 한 후 나머지 손가락은 부드럽게 이마 위에 놓는다. 손바닥으로 전두골을 누르지 않도록 팔꿈치로 세션 테이블을 튼튼하게 지지하며 중심을 잡는다.

4. 테크닉

전두골에 접촉을 한 후 긴장을 풀고 호흡을 아래로 내리고 자세를 잡는다. 압박을 하지 않으면서 조용히 운동성을 기다린다.

운동성을 몇 주기 감지하다 올라오는 플랙션 때 네 번째 손가락으로 전두 돌기를 5g으로 걸듯이 잡고 천정 방향으로 전두골을 올린다.

좌우 봉합의 긴장도가 달라 경우에 따라 지그재그 형태로 해소되는 경우가 있다.

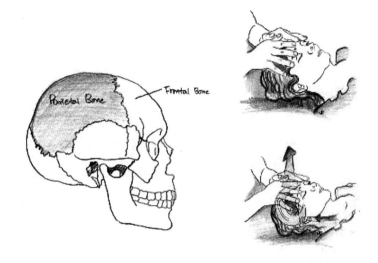

완전히 해소가 되고 나면 전두골이 마치 물 위에 떠있는 것처럼 둥둥 떠 있는 듯한 느낌이 든다. 그대로 손을 부드럽게 뗀다.

전두골 리프팅 테크닉은 대뇌겸의 스트레칭과 함께,

두통 / 뇌내혈액 순환 / 턱 장애 / 안구 운동&눈의 혈액 순환 문제 / 부비강 문제 / 뇌막 긴장 등을 해소하는데 도움이 된다.

두정골
Parietal Bone

1. 두정골의 위치&형태

우리가 흔히 화가 머리 끝까지 났을 때 '뚜껑 열린다'라고 하는 표현을 사용하는데 이때 열리는 '뚜껑'이 바로 두정골이다.

두정골 바로 밑에는 뇌척수액이 가장 많이 모여드는 상시상 정맥동(Superior sagittal sinus)이 형성되어 있어 우리의 감정이 극심해지면 시상봉합(sagittal suture)즉 뚜껑이 열리면서 정맥동이 혈액으로 꽉 차게 된다. 시상 정맥동에 몰린 혈액이 쉽게 빠져나가지 못하고 정체되면 머리 쪽으로 쏠린 혈액으로 우리는 얼굴이 붉어지면서 '열을 받는다'라고 느끼게 된다. 우리의 뚜껑이 자주 열리는 것은 뇌내 혈액 순환에 결코 도움이 되지 않으니 뚜껑 열릴 일이 있을 때마다 마음을 잘 다스려야겠다.

두정골은 사방에 봉합으로 여러 머리뼈와 관절하고 있다. 전두골과 '관상 봉합(coronal suture)'으로 결합하고, 측두골과는 '측두 두정 봉합 (temporalparietal suture)'으로 결합하고 있으며 후두골과는 '인상 봉합 (Lambdoid suture)'으로 관절한다.

2. 두정골의 운동성

두정골은 2개의 뼈로 이루어져 있어 인터널 로테이션(internal rotation) / 엑서터널 로테이션(External Rotation) 으로 운동성을 표현한다.

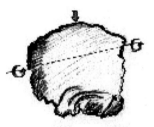

인터널 로테이션 때 상시상 봉합이 두방으로 올라가면서 상시상 정맥동이 형성된 대뇌경도 함께 수직상승한다. 상시상 정맥동의 혈액이 호두과자에 앙코를 짜듯이 빠져나간다.

External Rotation

엑서터날 로테이션 때는 상시상 봉합이 내려가면서 닫히고 상시상정맥동에 혈액과 뇌척수액으로 꽉 차게 되고 봉합이 눌러 주는 것처럼 뇌겸이 볼록하면서 통통해진다.

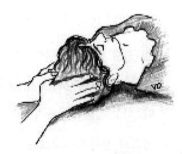

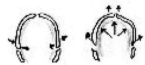

3. 핸드 포지션

머리 위에서 천천히 두정골 양쪽으로 접근한다.

엄지손가락을 뺀 나머지 손가락들은 측두두정봉합에 놓이지 않도록 주의하고 두정골 위에 정확하게 위치하도록 놓는다. 엄지손가락은 교차하며 포갠다. 접촉하고 나면 어깨와 손가락 끝에 힘을 빼고 운동성을 기다린다.

압박감을 형성하지 않는 범위 내에서 머리카락 위에 접촉되어 있는 손가락의 감각이 머리카락과 두피를 넘어 두정골에 닿았다고 영상화한다.

4. 테크닉1_Parietal bone compression

두정골의 In-out 운동성을 몇 주기 감지하다.

'in' 운동성에서 따라 들어가 제한 지점에서 5g으로 장벽을 형성한다. 스틸 포인트 통해 포턴시가 충분히 형성되면 운동성이 더욱 가동되어 시상 봉합이 자연스럽게 열리게 된다. out 운동성에 천천히 손을 뗀다. 정맥혈 배출은 물론 뇌겸 스트레칭을 통해 뇌막 긴장을 해소할 수 있다. 정수리에 통증이 오거나 욱신거린다고 느낄 때 사용하면 도움이 된다.

5. 테크닉2_Parietal bone Attraction

두정골에 부드럽게 접촉을 한 후 운동성을 감지하지 않고 직접 테크닉을 사용한다. 두정골에 접촉된 손가락으로 두정골을 갈고리처럼 걸었다고 느끼며 5g으로 천천히 내 쪽으로 (두방)으로 당긴다.

좌우 봉합의 긴장도에 따라 동시에 혹은 지그재그 형태로 해소될 수 있다. 두정골이 물 위에 둥둥 떠(float) 있다고 느껴지면 손을 그대로 뗀다. 이 테크닉은 마찬가지로 대뇌겸의 스트레칭으로 혈액 순환을 도울 수 있고 측두골 위쪽으로 형성되어 있는 측두근의 긴장을 해소하는데 도움이 된다.

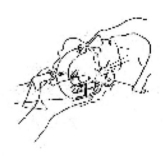

측두골
Temporal Bone

1. 측두골의 위치 & 형태

귀 양쪽 바로 위에는 닥터 서덜랜드에게 '첫 번째 호흡 메커니즘'에 대한 영감을 불어넣은 '측두골'이 있다. 물고기의 아가미처럼 빗각 모양의 봉합이 형성된 측두골은 두정골, 접형골 후두골과 관절하며 두개의 측방과 두개저(cranial base)를 형성한다.

> 유양돌기 Mastoid Proess / 관골돌기 Zygomatic process
>
> 경상 돌기 Styloid process

등 3개의 돌기가 있으며 하악와(mandibular fossa)가 형성되어 있어 하악골(턱)과 함께, 악관절(TMJ: temporalmandibular Joint)을 이룬다. 평형, 청각에 관한 감각을 수용하고 있고 안면 신경이 통과하는 경유돌공이 있다. 후두골과의 사이에 경정맥공이 형성되어 뇌신경 9, 10, 11번이 통과하고 대뇌반구로 들어가는 혈액의 80%를 담당하는 경동맥관이 내이도에 근접하고 있다.

2. 소뇌천막&측두골

측두골 내측에는 소뇌천막이 측두골의 추체 융기를 따라 측두린과 유양 돌기의 내면에 부착되어 있으며 직정맥동을 형성하고 있다.

뇌 외부로 빠져나가는 모든 정맥혈은 측두골 내측에 형성된 직정맥동으로 모여 'S자형 정맥관'을 통해 경정맥공으로 빠져나간다.

이때 소뇌천막의 과다 긴장이나 측두골의 비정상적인 운동성은 뇌 외부로 배출되어야 할 혈액이 정체되거나 혈관과 신경 조임으로 이명증이나 두통, 신경증, 발작, 간질 등을 일으키기도 한다.

측두골과 소뇌천막을 빠져나가는 많은 혈관과 다양한 신경들은 측두골의 정상적인 운동성과 소뇌천막의 적정 긴장 상태를 통해 정상적인 기능을 보장받을 수 있다.

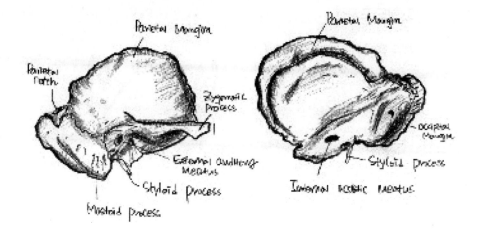

측두골을 지나가는 신경	측두골을 통과하는 관들
·청각 신경(acoustic)	·내경동맥
·고실 신경(chorda tympani)	·경돌유돌동맥
·안면 신경	·내경정맥
·대추체 신경(great petrosal)	·후두동맥
·내경동맥의 교감 신경총	·하추체정맥동
·삼차 신경의 반월신경절	·중경막관
·설인 신경의 고실신경 분지	·상악동맥이 고실 분지
·미주신경의 이개신경분지	·뇌저동맥의 내청동맥분지
	·경정맥의 내와우동맥분지

3. 핸드 포지션

측두골에서 사용하게 될 테크닉은 외이도의 접촉을 통해서이다. 먼저 귀 양옆으로 손바닥을 세션 테이블에 놓는다.

고객에게 테크닉을 위해 귀를 터치할 것임을 미리 알리고 접촉!

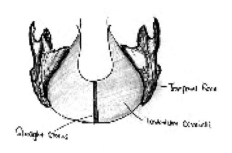

엄지손가락은 외이도에 밀착하고 나머지 손가락은 귀 뒤쪽을 감싸듯 잡는다. 팔꿈치가 세션 테이블을 지지하며 중심축이 된다.

엄지손가락이 귓구멍에 너무 파고들면 불쾌할 수 있으니 밀착도를 잘 조정한 후 손가락, 팔, 어깨에 힘을 뺀다.

4. 테크닉_Ear pull

EAR PULL 테크닉은 측두골 내측에 광범위하게 부착되어 있는 소뇌척막을 스트레칭 함으로써 정맥혈의 배출과 뇌막 긴장도를 해소해 준다. 5g으로 귀가 형성된 각도대로 외측-후방-어깨 쪽으로 동시에 천천히 당겨 준다. 이때, 당기는 것에 집중하다 보면 귀를 심하게 당겨 고객에게 통증을 유발할 수 있다. 다시 손에 힘을 빼고 긴장을 풀면서 5g으로 ear-pull 테크닉을 다시 시도한다. 제시해야 할 방향을 잊지 말고

귀의 각도를 유지한다.

당기다 보면 뼈의 움직임과는 다른 질감을 느끼게 될 것이다. 좌우의 당겨지는 정도가 다를 수 있으므로 절대, 억지로 당기거나 압박감을 주지 않는다.

더 이상 당겨지지 않는 팽팽한 감각이 오면(제한 지점과는 다른 팽팽함) 손을 부드럽게 뗀다. 울혈로 인한 두통 발생이나 이명증 등에 도움이 된다.

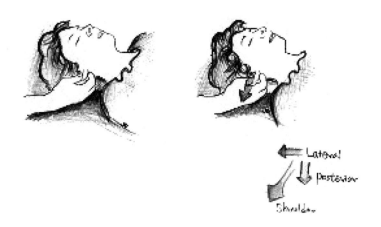

TMJ
TemporalMandibular Joint

1. TMJ증후군(측두하악관절증)

현대를 살아가는 일은 오염된 환경과 빠르게 변화하는 사회에 대한 적응만으로도 스트레스가 될 수 있다.

그 스트레스에 관련된 증후군으로 이미 서양 사회에서 폭넓게 퍼져 있는 'TMJ 증후군'은 악관절 장애로 인해 겪게 되는 다양한 증상들에 관련된 것으로 그 요인을 깊이 따라가 보면 '생존'에 관한 이슈가 깔려 있다.

일반적으로 알려진 TMJ 증후군의 요인은 단순히 구강 구조의 부정 교합뿐만 아니라 다른 외적인 상해와 척추, 관련된 모든 근육, 골격계의 비정상적 배열, 뇌신경의 문제라 본다.

요인은 다양하나 요인의 뿌리에 근접해 보면 동일한 지점에 닿게 된다.

"생존 Suvival"

'인간의 턱'에 관련된 '생존의 5F'는

자유 Freedom / 먹기 Feeding

도망 Fleeding / 감정 Feeling / 성욕 Fucking

5F에 관련된 이슈에 의해 해소되지 않는 긴장과 스트레스를 겪게 되면 턱 전체를 감싸고 있는 저작근이 과다 긴장되어 생존에 관련된 뇌인 '뇌간'의 알람을 울리게 된다.

자율 신경계의 핵심인 뇌간이 '생존'과 관련된 스트레스를 해소하기 위해 '과잉흥분' 상태가 지속되면 자율 신경계의 균형이 깨져 숙면과 휴식을 취하기 어렵게 되고 소화 장애는 물론 마음이 불안정하고 호흡 곤란을 느끼기도 한다.

TMJ 증후군은 단순히 악관절 장애로만 끝나는 것이 아니라 자율 신경계의 유연성에 문제를 가져올 수 있어 CST 작업이 절대적으로 필요하다.

2. TMJ의 위치와 특성_저작근

TMJ는 두개골을 받치고 있는 첫 번째 기둥 관절이다.

기둥 관절로서의 역할을 제대로 하기 위해 턱에는 여러 뼈에서 기시하는 근육들이 형성되어 있다.

이것을 우리는 '저작근'이라 부르며, 저작근은 아래와 같다.

우리가 이빨을 '앙' 물면 튀어나오는 근육을 관골궁에서 기시한 '교근'으로 턱을 위로 당긴다. 측두골의 측두와에서 기시하는 측두근과 접형골의 내, 외측익돌기에서 기시하는 내, 외측 익돌근이 있다.

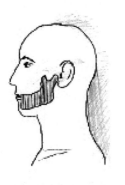

교근   messeter
측두근 temporalis / 하악 신경의 지배
내, 외측 익돌근 medial, lateral pterygoid

잘못된 저작 운동에 의해 비정상적 긴장이 형성된 저작근은 하악골뿐만 아니라 접형골과 측두골의 운동성에 잘못된 영향을 미칠수 있다. TMJ는 근육의 특성상 악관절 교정뿐만 아니라 측두골, 접형골을 함께 교정함으로써 근본 치유에 접근할 수 있다.

턱의 긴장에 균형이 잡히면 우리는 건강뿐만 아니라 균형 잡힌 얼굴 구조를 재건할 수 있다.

1. 턱을 좌우 또는 전후로 움직일 때 통증이 있거나 딱딱거리는 소리가 난다.
2. 이명이 있다.
3. 편두통이 심하다.(특히 음식을 먹고 난 후에 더 심하다.)
4. 안면, 입가 경련이 있거나 감각이 무디다.
5. 어깨와 팔, 손 등이 저리다.(아침 또는 피곤할 때 더 많이 느낀다.)
6. 수면 시 이빨을 심하게 간다.
7. 음식물을 먹고 난 후 턱과 치아에 통증을 느낀다.

3. 테크닉1_Compression

측두하악 관절은 턱의 '생리적 탈골 현상'을 허락하기 위해 디스크를 가지고 있다. 잘못된 저작 운동은 디스크를 비정상적으로 마모시킬 수 있으며 측두하악 관절 디스크에 발생하는 문제는 상상을 초월하는 통증을 유발한다. TMJ를 통과하는 뇌신경 9개와 디스크를 편안하게 해 주기 위해 우선 우리는 '압박법'을 사용한다. 양손을 일자로 뻗어 네 번째 손가락으로 하악각을 잡은 후 나머지 손가락들은 저작근에 밀착한다.

두터운 저작근을 녹인다고 생각하며 손의 긴장을 빼고 하악골을 느껴 본다. 두방으로 5g을 이용해서 압박한다. 이때 압박하는 힘이 너무 강하면 얼굴 근육이 위로 올라가게 되니 하악골과 접촉감을 느끼면서 작업한다. 측두린이 오픈되면 손을 부드럽게 뗀다.

4. 테크닉2_Decompression

손을 교근이 형성된 지점과 TMJ에 근접하여 접촉한다. 손의 감각이 근육을 녹이고 들어가 하악골에 닿았다고 느끼며 족방으로 5g을 이용해서 내린다. 이때 TMJ가 형성된 각도에 맞지 않게 엉뚱한 방향으로 디컴프레이션을 시도하면 턱이 전혀 내려가지 못하고 압박만 받게 된다. 하악골이 측두골에서 완전히 분리되면 손을 천천히 뗀다. 저작근의 해소와 함께 턱이 부드러워지고 편안해진다.

5. 테크닉3_Lifting

양손의 집게와 중지로 거꾸로 세운 'Y'자 형태의 턱을 감싸고 턱을 형태대로 그대로 끌어올린다. 하악골이 외측으로 열리는 것이 감지되면 천천히 손을 뗀다. TMJ 테크닉은 단계별로 실행하며 TMJ 작업과

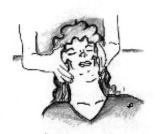

〈Compression〉

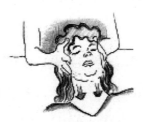

〈Decompression〉

함께 AO 해소 테크닉, 측두골, 접형골 작업이 병행되면 TMJ의 구조적 문제뿐만 아니라 신경계 문제도 함께 해소할 수 있다.

Lifting

접형골
Sphenoid

1. 접형골의 위치&특성

외부에서 접형골을 터치할 수 있는 장소는 우리가 흔히 '관자노리 (temple)'라 부르며 두통을 느낄 때 미간을 찌푸리며 눌러 주는 장소다. 눈 꼬리를 타고 바깥 방향으로 나오면 다른 부위에 비해 비교적 부드럽고 말랑말랑하게 느껴지는 이 장소는 접형골의 대익이다.

대익(Great wing), 소익(Lesser wing) 그리고 몸체 (body), 세 파트로 형성되어 있는 접형골은 9세 때 하나의 뼈로 융합된다. 접형골은 후두골과 두개골 내 유리 연골이라는 특별한 디스크로 관절하고 있으며 이것을 우리는 '접형골 기저면 SBJ: Spheno Basilar Junction'이라 부른다.

접형골 기저면은 두개골 운동성이 일어나는 내추럴 퍼크림(Natural

fulcrum: 자연적 중심축)으로 두개골의 모든 운동성이 접형골 기저면에 달려 있다고 해도 과언이 아닐 것이다. 정상적인 접형골 기저면은 8개의 머리뼈와 14의 얼굴뼈들이 균형 잡힌 운동성을 표현할 수 있게 하는 초석이 될 수 있다.

2. 접형골의 운동성

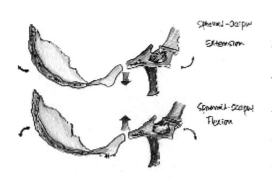

접형골 기저면으로 관절하고 있는 접형골과 후두골은 동일한 운동성을 표현한다. 접형골 기저면의 각도가 좁아지면서 접형골과 후두골이 가까워질 때 익스텐션, 기저면이 각도가 커지면 접형골과 후두골이 서로에게서 멀어지면 플랙션이다.

3. 접형골을 통과하는 신경 & 혈관

발생학적으로 두개골 중 가장 먼저 발생한 접형골에는 혈관과 신경이 통과할 수 있는 여러 개의 구멍이 있다. 구멍마다 모양새도 다르고 빠져나가는 신경이나 혈관이 다르다.

대익과 소익 사이에 형성된 긴 타원형의 '상안와열superior orbital fissure'에는 동안, 활차, 외전 신경, 안신경, 안정맥 등 안구 운동이나 눈에 관련된 신경과 혈관이 통과한다.

소익에 형성된 시신경공에는 시신경과 안동맥이 빠져나간다.

대익에는 접형골체 쪽으로부터 상악 신경이 지나가는 정원공(foramen rotundum), 하악 신경이 통과하는 난원공(foramen ovale), 중경 막동맥이 지나가는 극공(foramen spinosum)이 있다.

접형골체에는 신경과 혈관이 통과하는 장소는 아니지만 '분비계의 왕'이라 불리는 뇌하수체를 담는 독특한 공간이 형성되어 있다.

안쪽으로 오목하게 들어간 이 공간을 터키안(sella turcica)라 부르며 터어키 말안장처럼 가로로 깊은 홈을 이루고 있다.

측두골만큼이나 다양한 신경과 혈관이 지나가는 접형골의 운동성에 문제가 발생하면, 다음과 같이 야기될 수 있다.

호르몬 불균형,
불임
만성적 스트레스
생리 문제
눈 문제
턱 문제
성격 장애

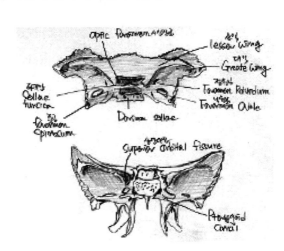

특히 접형골 기저면에 발생하는 심각한 관절 장애(측방 변형 또는 수직 변형)는 사시, 학습 장애, 독서 장애, 뇌성 마비 등의 원인이 될 수 있으며 접형골 교정을 통해 증상이 한층 완화되는 임상 결과를 통해 분명한 상관관계를 보여준다.

4. 핸드 포지션

접형골과 동시에 후두골에 접촉해야 한다. 엄지손가락을 눈썹 외측 끝 부분에 위치한 관자놀이 양쪽에 압박하지 않고 놓는다.

나머지 손가락은 귀를 감싸듯 접촉하고 네 번째 또는 다섯 번째 손가락은 반드시 후두골을 터치한다. 정확한 위치에 손을 접촉하였다면 손과 팔, 어깨에 긴장을 빼고 길게 호흡한다. 팔꿈치를 중심축으로 지지하고 허리를 똑바로 펴고 앉아 시선은 고객의 배 또는 무릎을 바라본다. 접형골 접촉에 과민한 경우가 자주 있으니 교정 작업 중에도 압박감에 대해 고객과 대화를 나누는 것도 좋은 방법이다. 엄지손가락의 위치상 두개골 중앙으로 압박감 조성이 잘 되니 압박감이 있다는 피드백이 있을 때마다 두 손가락 사이에 '충분한 공간을 만든다'라고 생각한다.

5. 테크닉_Compression&Decompression

접형골에 접촉한 후 자신의 자세를 바라보면 고요히 운동성을 기다린다. 몇 주기를 감지하다 뉴트랄 포인트에서 후방으로 5g으로 압박한다.

이때 우리는 5g을 이용해서 방향을 제시한다고 생각하고 겉에서 볼 때 근육이 밀릴 정도로 압박하지 말아야 한다. 심한 압박은 세션 후 두통을 야기시킬 수 있으므로 접형골 테크닉은 섬세한 기술이 요청된다. 접형골 기저면에서 일어난 스틸 상태로 포턴시가 생성되면 후방으로 충분히 압박된 접형골이 전방으로 우리의 손가락을 밀어내기 시작한다.

이때 5g을 해제하고 전방으로 올라오는 접형골을 그대로 따라가다 더 이상 스스로 올라가지 못할 때, 5g을 이용해서 천정 방향으로 올린다. 마찬가지로 바깥의 근육이 당길 정도로 압박하지 말 것이며 겉에서 볼 때 근육이 눌려 있다든가 밀리는 것이 보이면 접형골과 접촉이 끊어진 상태에서 근육만 성가시게 하고 있다는 것을 알아차려야 한다.

접형골이 둥둥 떠 있는 느낌이 들면 천천히 손을 뗀다.

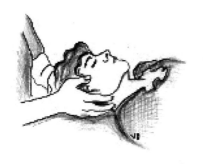 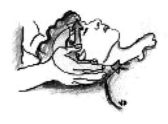

Full Session

자, 그동안 여러분은 접형골 테크닉을 마지막으로 CST 치유 기술에 해당하는 치유 기술에 관해 약간의 흥분된 마음과 다소 생소한 심정으로 나의 안내를 따랐을 것이다. 이제 목적했던 종착지에 무사히 도착했으니 나는 여러분에게 앞으로 나의 안내 없이 스스로 'CST 치유 세계'로 올 수 있는 방법을 정리해 주고자 한다. 이것은 몇 가지의 공식과 함께 여러분의 '선택'에 관한 지도가 될 것이다.

● TIP for CST full session

첫째, "최소한의 테크닉! 최대한의 효과!"

주어진 60분 동안 가장 큰 치유 효과가 일어날 수 있는 타성의 중심 축을 찾아 (full session에 4가지 작업, 각 15분 정도 소요) 깊고 질 좋은 스틸네스를 만들어, 인체의 한 장소에서 일어난 교정만으로 몸 전체에 '치유 파급 효과'를 일으킨다.

둘째, 최소한의 간섭!

5g을 사용할 수 있다는 이유만으로 5g 사용을 과용하지 말 것!

CST를 위한 모든 훈련 과정은 5g으로 전문가가 원하는 방향으로 뼈나 근막 등을 움직이기 위한 것이 아니라 가장 자연스러운 방법으로 인체의 저항을 최소화하면서 포턴시(스틸을 통해)를 형성하는데 있다. 즉, 몸이 스스로 치유할 수 있는 기회와 권리를 CST 전문가는 존중하고 보장해주는 역할이어야 한다.

셋째, 즉흥적, 즉각적으로 교정하라.

리서치나 상담 후, 고객의 몸 상태에 대해 예상과 예측은 하되 몸을 직접 감지하지 않고서 절대 결론에 도달하지 말 것! 손에 감지된 현재의 상태를 근거로 즉각적으로, 즉흥적으로 교정할 것!

넷째, 세션의 결과보다 과정을 중시하라.

치유는 결국 CST 전문가가 하는 것이 아니라 몸이 하는 것이다. 우리의 역할은 몸이 스스로 '치유의 버튼'을 누를 수 있도록 환경을 조성해 주고 그 과정을 지켜봐 주는 것이다. 세션 후 고객의 칭찬이나 감사를 바라지 말고 자신이 세션 중에 정성과 최선을 다했는지 먼저 살펴야 한다.

● CST 세션을 위한 가이드

CST 세션은 주로 전문가 1명이 1명의 고객을 전담하는 것이 좋다. 고객과의 교감 형성은 물론 치유 과정을 정확히 알 수 있어 고객이 필요한 것이 무엇인지 적재적소에 치유 기술을 사용할 수 있다.

세션을 시작하기 전에 아래에 제시한 가이드를 숙지하면 많은 도움이 될 것이다. 세션은 조용하고 경건하게 그리고 안정된 환경에서 이루어져야 한다. 세션 시작 전에 전문가가 편안한 환경을 위해 미리 준비하고 세션 중에는 세션에만 전념한다.

세션 중에 필요 없는 사담은 삼가고 아무 설명 없이 자리를 비우지 말 것이며 전화 받는 것은 일체 금한다. 1시간 동안은 고객만을 위해 존재할 것! 이것만으로도 여러분의 고객 내부에는 치유가 일어나기 시작한다

1. 고객과의 상담 & 리서치

리서치를 통해 고객이 개인사와 현재 상태 등에 대해 편안하게 대화, 교감 형성!

2. 세션에 관한 설명

세션은 세션 테이블에 누워서 진행되며 세션 중에 불편하거나 필요

한 것이 있으면 즉시 알려 줄 것을 요청! 천골 작업 시에는 엉덩이를 들어 달라고 요구할 수도 있음을 미리 멘트!

3. 세션 테이블 안내

머리와 다리가 놓여야 할 방향을 알려 준다. 베개를 보면 습관적으로 머리를 대는 경우가 있어 눕기 전에 베개에 무릎이 놓이도록 알려 준다.

4. 세션 시간 : 30분~60분

신경계를 다루는 CST 세션은 60분 정도가 가장 적합하다는 임상 결과! 60분을 넘으면 신경계가 짜증을 낼 수 있으므로 세션 시간은 최장 60분이 좋다.

경우에 따라 고객의 시스템이 60분 이상을 받아들일 때는 60분을 넘어도 좋으나 신경계 작업 시 가장 효율적이고 적합한 시간은 60분

5. 세션 테크닉 : 2~4개

세션 디자인: 세션은 고객과의 상담을 통해 필요한 부위에 직접 테크닉을 쓸 수도 있고 감지력이 좋은 세션 기버는 볼트 홀드와 경막관 트렉션을 통해 고객의 몸을 충분히 평가한 후 CST 테크닉을 결정할 수도 있다. 아래는 어떤 경우든 사용이 가능한 세션 디자인의 예시를 제시

하였으니 세션시 도움이 되었음 한다.

패턴 1

① 발 터치 : 스틸 형성하기

② Vault-hold

③ Cranio work : 1 bone

④ CV4 : 후두골 혹은 천골

패턴2

① 천골 스틸 형성하기

② Dural Tube Traction

③ 격막 한 부위 해소(골반격막, 횡경막, 인후두격막 중 하나 선택)

④ CV4 : 후두골

패턴3

① 롤링 포지션(후두골-천골 스틸)

② 격막 해소(고객이 원하는 부분)

③ Cranio work :1 bone (두개골 중에 한 개의 뼈를 선택해서 시행하는데 어떤 뼈를 선택해야 할 지 모를 경우 접형골, 측두골 작업이 좋다. 경우 따라 접형골 이 예민할 경우는 측두골 작업을 하면 된다.)

④ CV4 : 후두골

● After a sesseion

세션이 끝나고 손을 뗀 후 약 5분 정도 고객이 혼자 있을 수 있는 시간을 준다. 5분 후, 어깨를 가볍게 터치하면서 '천천히 일어나세요~'라고 부드럽게 멘트한다. (물론 잠이 필요하고 시간이 충분한 고객을 5분 후에 깨울 필요는 없다.)

CST 세션을 받고 나면 깊은 이완 상태로 인해 약간 멍할 수 있으며 현실감이 부족해 질 수 있다.

고객에게 향긋한 차나 온수 한 잔을 마시게 하며 세션에 관한 이야기나 고객의 상태에 대해 조용히 이야기한다.

세션 후에 발생할 수 있는 명현 현상-통증이나 몸살 등-에 대해 설명해 주고 그것이 '치유 과정'의 하나이며 3일 내에 증상이 사라질 것이나 3일이 넘으면 병원에 가서 정확한 진단을 받아야 한다고 알려 준다. 몸의 치유 메커니즘에 대해 고객이 잘 이해하도록 도와주는 것도 세션 과정 중의 하나다.

차와 담소를 끝을 즐거운 치유 여행을 마무리한다.

Vidhi

책 교정을 보면서 이렇게 밤을 새어 본 적이 있을까…

시간이 벌써 밤 12시 31분이다.

10시에 자는 사람이 12시를 넘기니 온몸이 난리다.

그런데도 기분만은 마냥 우쭐거리며 좋다.

욕심을 부리지 말아야지 하면서도…

또 새로운 글들이 내 머릿속에 떠오르면

마치 글들이 세상 속에 태어나려 안간힘을 쓰는 것 같아

얼른 하얀 공간 속으로 풀어 버린다.

하여 몇 일째 12시라는 시간을 넘기고 있다.

이제 마무리가 되었으니 어떤 얼굴로 세상을 볼지 기다려 보자!

그리고…. 말로는 언제나 허함을 채울 길이 없지만 그래도 늘 하고픈 말,

여러분~ 고맙습니다! 감사합니다!

Khan

마음이 없다는 것은 있다는 것이고…,

마음이 있다는 것은 없다는것이다.

없다는 것이 앎의 시작이며,

마음을 알 수 있는 것은 있고 없음이 사라질때이다.

아이들이 치유되어가는 방식

우리 아이들의 치유법은 아주 단순하다.

신나게 놀면 된다.

고객들은 신기해 한다. 우리에게 가끔씩 어떻게 아이들을 그렇게 쉽게

다루고 빨리 친해질수 있냐고 물으신다.

비법은 특별하지 않다.

나는 아이들과 있을 때 놀아준다고 생각하지 않는다.

'놀아준다'는 생각은 몸을 피곤하게 만든다.

아이와 그냥 논다. 아이들과 같이 말하고 아이들과 같이 생각하고 아

이들과 같이 행동한다.

'무슨 재미있는 것이 없을까" 하는 호기심으로 세상이 아이들 만큼 즐

겁다.

천성인 것 같다. 아이들과 있으면 자동적으로 사물을 바라보는 눈높이

가 아이 수준으로 맞춰지는 것 같다.

아이들이 '칸~'부르며 내게 달려올 때 마다 세상의 이치가 보인다.

나는 아이들로부터 언제나 치유받고 있다는 생각이 든다.

지금까지의 내 배움의 원천은 바로 아이들이었고 아이들의 통해 성장했다.

아이들의 넘쳐나는 파워풀한 에너지장 속에 있으면 나도 함께 고양된다.

내 성장의 원천인 아이들이 그들의 부모 또한 배움의 길로 인도하는 것을 볼 때 마다 나는 이런 상상을 감히 하게 된다.

만약 인간이 삶의 계획서를 만들고 세상에 태어났다고 가정한다면,

자식이 부모를 선택하는 것이 아닐까….

아이들은 '부모를 선택할 권리'를 갖고 있기 때문에 어쩌면 부모보다 상위 레벨일 수도 있다.

그러므로 부모는 자식을 이길수가 없는 것이다.

부모와 자식간의 파워는 태어날 때부터 '부모 선택권'이 주어진 아이가 훨씬 우월하도록 계획되어 있어 부모가 아이를 가르치는 것이 아니라 아이가 부모를 가르치는 원리인 것이다.

부모가 아이를 통해 많은 것을 배우게 되는 현실을 바라볼 때,

인간이 성장을 위해 태어났다면 자식 공부 만큼 큰 공부가 있을까.

지혜로운 부모란

내 눈에 비치는 이 세상 아이들은 가끔 불쌍하다.

부모의 지나친 관심과 기대감 그리고 이른 교육 환경…

아이들은 어릴 때부터 큰 부담감을 안고 출발한다.

지혜로운 부모는 아이들을 전적으로 신뢰한다.

그리고 아이들에게 선택권과 자율성을 준다.

그러기 위해서는 마음의 여유가 있어야 한다.

아이에 관해서는 아이에게 직접 물어보고 협의해야 한다.

부모는 부모의 삶을 살아야 하고 아이는 아이의 삶을 살아야 한다.

부모가 겪은 삶의 경험이 아이에게 잔소리가 아닌, 삶의 모습으로 보여

지는 것이 진정한 교육이다.

아이들의 습득 능력은 우수하다.

부모, 스승, 친구 따라잡기를 누구보다 잘한다.

어른들은 흉내도 못 낼 정도로 쉽게 동화된다.

그것은 마치 깨끗한 물에 물감을 떨어뜨리는 것과도 같다.

부모의 판단으로 아이의 친구 결정을 하지 말아야 한다.

이 아이는 친하게 지내구 저 아이하고는 친하게 지내지 말아라 할 것이

아니라 부모가 직접 친구 사귐을 보여주어야 한다.

부모가 친하게 지내면 아이도 덩달아 어울려 배운다.

부모의 친구 됨됨이가 아이의 친구 보는 안목이기 때문이다.

아이들은 무조건 몸으로 배워야한다.

지식으로의 간접 경험은 독이 될 수 있다.

머리로만 알 뿐 경험이 없다. 경험이 없으면 체득은 무의미하다.

나는 아이들의 경험을 어른들의 경험과 판단으로 지시하거나 방해해서는 안된다고 생각한다.

똑똑한 부모 밑에서 아이가 똑똑해지기 어려운 것이 바로 지나친 간섭과 지시 때문이다.

나쁜 것은 무엇 때문에 나쁜지, 좋은 것은 어떤 연유로 좋은지… 제안과 제시로 부모님의 의견을 충분히 아이에게 알리는 것! 정말 중요하다.

아이들은 어른에 비해 두려움이 없어 비교적 위험한 행동을 아무 생각 없이 하게 되지만 그 또한 경험이며 그 경험을 통해 두려움과 하지 말아야 될 것을 깨치게 된다.

물론 그 전에 부모님들께서는 누누히 위험하며 나쁨을 말했을 것이다. 그럼에도 불구하고 아이들은 경험을 하고 난 후에야 그것이 진실임을 알게된다.

그 경험으로 분별심이 생기고 부모님의 말에 귀를 기울이게 될 것이다.

아이의 몸을 통해 얻는 체득, 그것으로 부터 이루어진 교육이야 말로 진정한 교육이다.

그래서 부모는 아이보다 아주 건강해야만 한다.

건강해야 지켜볼 여유가 생긴다.

불균형의 미학

균형이란 무엇인가?

우리는 모든 것에서 균형 잡으려고 노력하는 것을 본다.

무엇 때문에 사람들은 균형에 집착하는 것일까?

마음, 몸, 생각, 관점, 행동, 자세의 치우침으로 인해 쓰러지거나 왜곡, 변형되는 것을 우리는 원하지 않는다. 그 이유는 균형 속에서 온전함과 편안함을 느끼기 때문이다.

흥미로운 점은… 균형은 멀리 있지 않다는 점이다.

우리는 도처에서 균형을 찾을 수 있다. 바로 불균형 속에 균형이 있다.

가장 가까운 곳이 우리 몸이다.

대부분 사람들의 몸은 불균형 상태다. 항상 긴장되어 있다.

모든 긴장은 균형을 잡기 위한 불균형에 있다.

자신의 모습을 거울에서 바라보면 알 것이다.

상상해보라…

태어날 때 부터 우리는 수직과 수평구조의 변형된 회전구조를 가지고 세상에 태어난다.

게다가 우리는 모두 양손 잡이가 아니다. 한 손만 주로 쓴다.

짙은 어둠 속에서 쉽게 빛을 볼 수 있는 원리처럼 우리는 불균형 속에서 균형의 의미를 찾아볼 필요가 있다.

불균형이 마땅히 존중 받아야 하는 이유는 바로 모든 것의 '시작점'이기 때문이다.

무시하거나 터부시되어 불균형은 나쁘고

균형은 좋다라고 나눌 수 없다.

그러한 방식으로는 균형의 미학으로 들어설 수 없다.

몸으로 살펴보면 안팎이 틀려야만 균형잡을수 있는 원리와 같다. 안팎의 구조와 기능이 똑같다면 안팎이란 구분도 없다.

우리는 지극히 단순한 원칙을 서로 나누어 대립시켜 반대적인 입장에 놓아 균형잡고 있지 않는가? 이 어찌 아름답다고 하지 않을손가…

모든 것에는 순서가 자리하고 있고 그 자리를 통해서 균형을 만들어 놓았는데 그것을 나누거나 빠져서는 이치에 다다를 수 없다. 그것이 음양의 이치다.

상호 관계 속에서 질서가 따른다.

그 순서를 알아차릴 때 균형이 이루어지며, 불균형과 균형의 나눔이 사라질 때 진정한 균형이 자리잡게 될것이다.

그것이 CST에서 진정으로 바라는 테크닉이며 관점이 되어야만 한다.